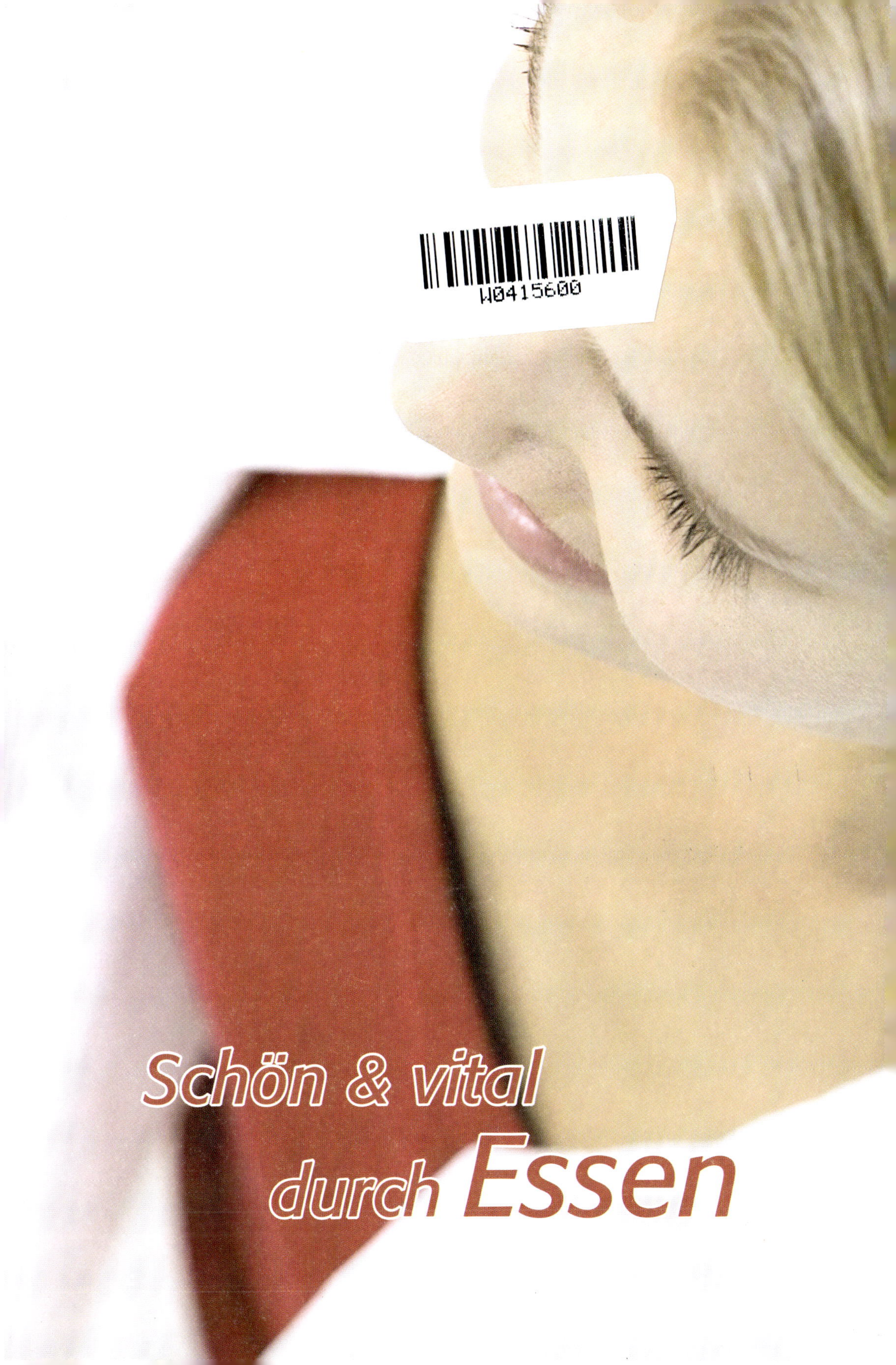
Schön & vital
durch Essen

Bildnachweis

© stockbyte: S. 24
© Goodshoot.com: S. 4, 56
Archiv Kneipp-Verlag: S. 34
DigitalVision, Essential Foods: S. 17, 36, 39, 41, 43
Image Source: Titelbild, Vorsatz, S. 3, 4, 8, 11, 13, 18, 20, 50, Nachsatz, Buchrückseite
John Foxx Images: S. 42
MEV: S. 22, 31, 37, 38, 48, 54, 58, 61
Peter Bárci, Wien: S. 5, 6, 7, 62, 65, 67, 71, 72, 75, 79, 83, 84, 87, 89, 93, 96, 97, 101, 102, 107, 111, 115, 119
Photo Alto, Jean-Blaise Hall, S. 28
Photo Alto, John Dowland: S. 16, 27

ISBN 3-7088-0019-2

Autor: Friedrich Bohlmann

Lektorat: Martina Schäffer, Kneipp-Verlag

Layout, technische Bearbeitung: Martin Jurkowitsch, Kneipp-Verlag

Druck: Theiss GmbH, A-9431 St. Stefan

1. Auflage

Leoben, März 2005

Inhalt

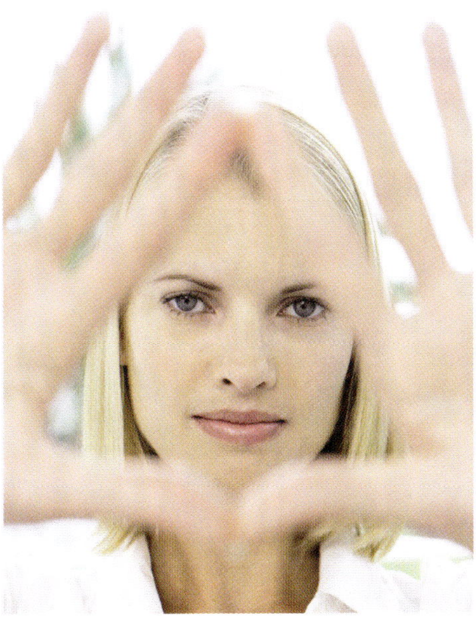

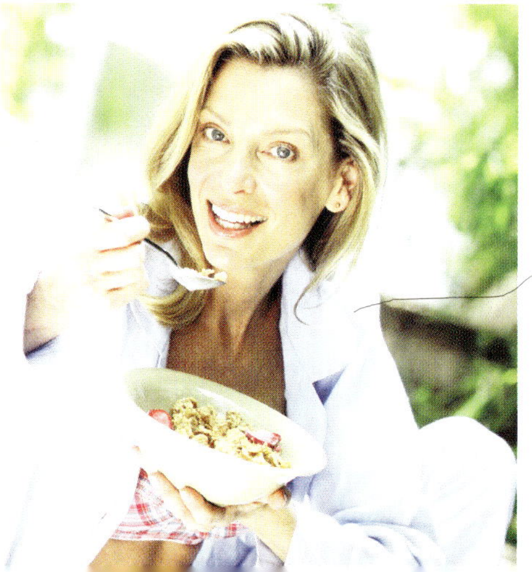

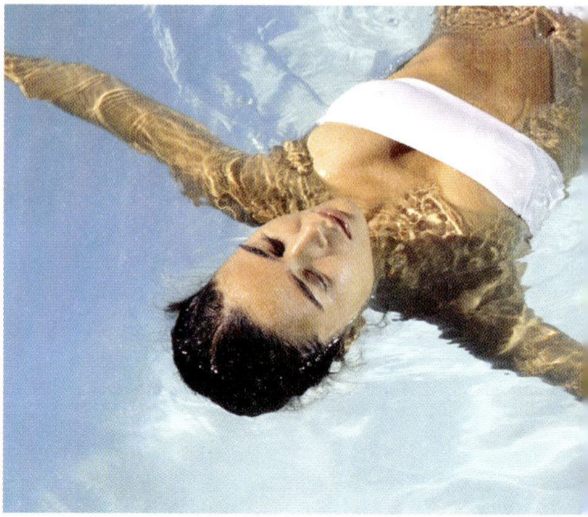

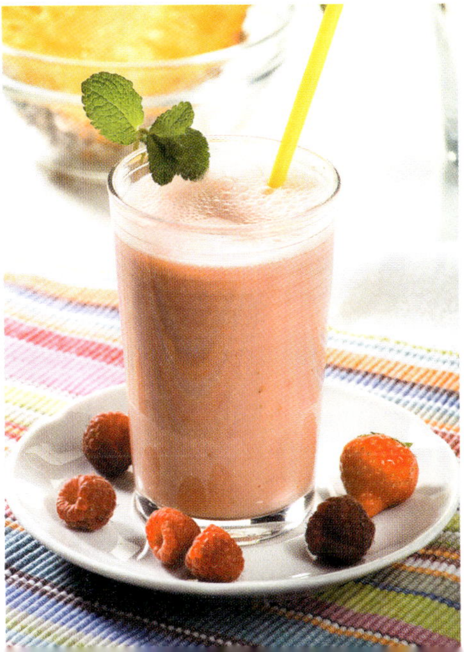

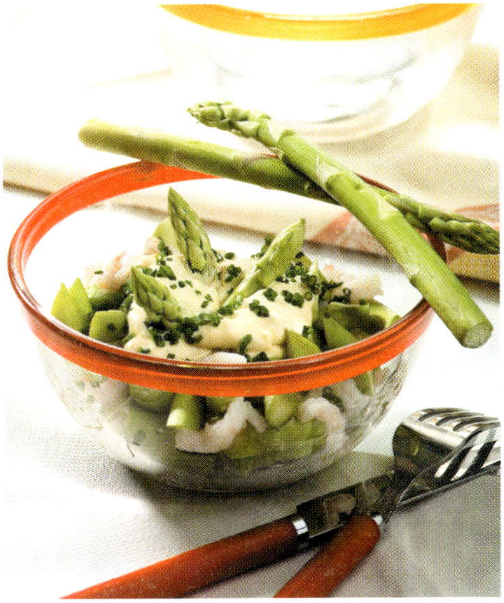

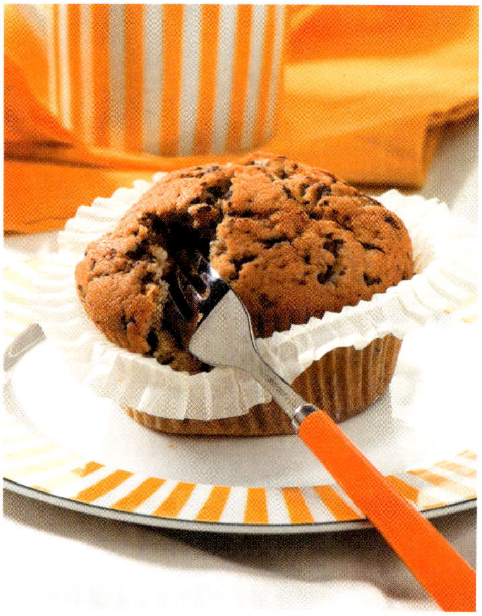

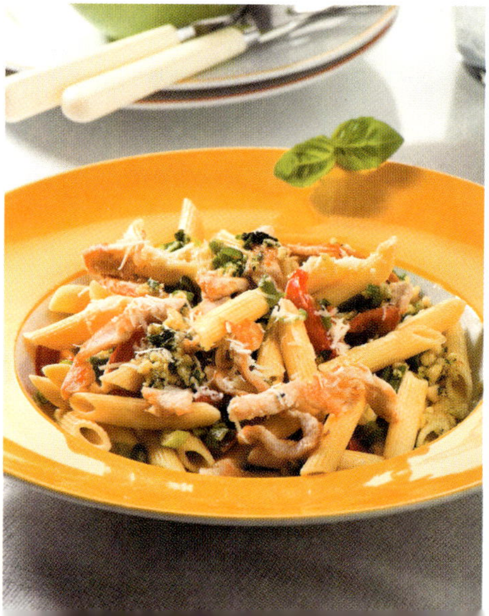

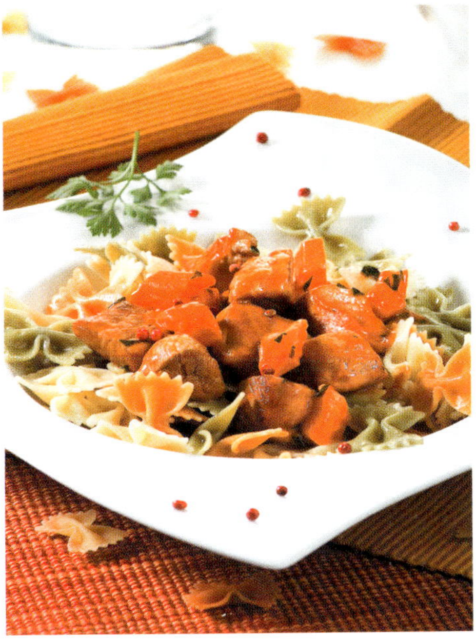

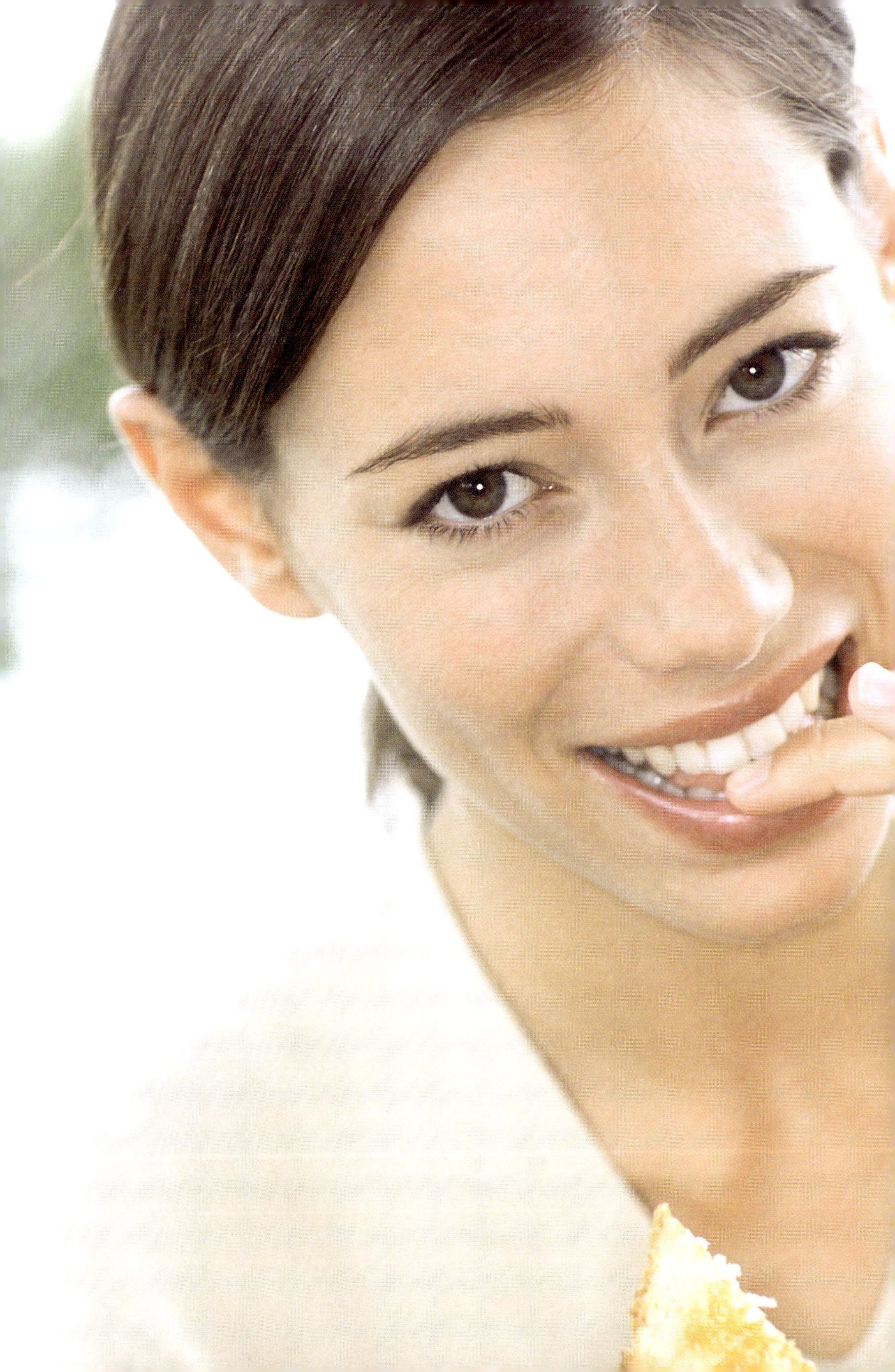

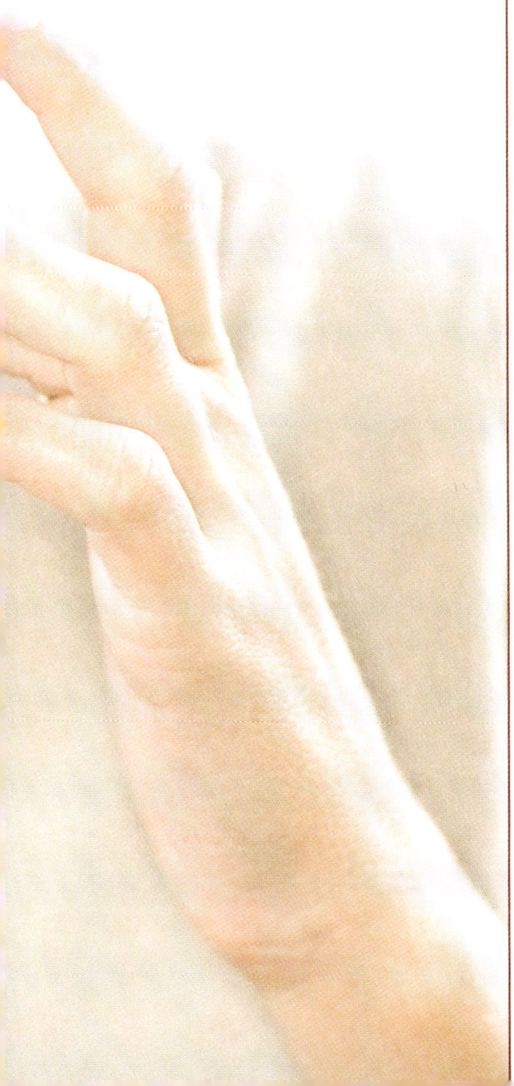

Untergewicht nicht zu leicht nehmen!

Weil die meisten mit Übergewicht zu kämpfen haben, nimmt kaum einer die Probleme untergewichtiger Menschen ernst. Schluss damit! Ein Körper, dem die Kilos fehlen, ist anfälliger für Krankheiten und braucht daher dringend Hilfe und mehr Fürsorge!

Schlanker Körper: mehr Frust als Freude

Jeder, der sich zu mager fühlt und gerne ein paar Kilos mehr auf den deutlich sichtbaren Rippen hätte, kennt sicher die typischen Reaktionen von Bekannten und Kollegen. »Ich wäre froh, wenn ich dieses Gewicht hätte. Dann könnte ich endlich einmal schlemmen ohne Kalorienstress.« Im Zeitalter der Diäten und Abspeckprogramme fällt es den meisten schwer, die Probleme untergewichtiger Menschen zu verstehen. Wie viele Menschen betroffen sind, darüber fehlen oft genaue Zahlen. In Wien wurde in einer Studie festgestellt, dass immerhin 15 Prozent der Befragten zwischen 14 und 65 Jahren zu wenig wogen. An der Uni Graz war gar ein Viertel der Absolventinnen zu dünn und jede Zwanzigste litt unter schwerem Untergewicht.

Auch die ganz aktuellen deutschen Zahlen alarmieren, denn jede achte Frau zwischen 18 und 20 bringt so wenig Kilos auf die Waage, dass Gesundheitsrisiken nicht auszuschließen sind.

Probleme Untergewichtiger werden oft unterschätzt.

Mehr Bildung weniger Kilos

Untergewicht ist vornehmlich ein Problem der gut Gebildeten. Je höher der Schulabschluss, desto dünner die Taille. Univ.-Prof. Dr. Eva Rasky vom Grazer Institut für Sozialmedizin und Epidemiologie vermutet, dass »die Essens-Kontrolle von der Gesellschaft als guter Lebensstil gesehen wird«. Beispiel Karl Lagerfeld: Nach seiner Diät von barocken 102 auf jungenhafte 60 Kilos abgemagert, ist er jetzt eindeutig untergewichtig und trotzdem vielen ein Diätvorbild. Zahllose Frauen und immer mehr Männer streben ungesunde Modell-Maße an. Durften vor 40 bis 50 Jahren Schönheitsidole wie Marilyn Monroe noch üppige Kurven zeigen, so erlauben sich die Beauty-Ikonen von heute zwar einen fülligen Busen, jedoch Bauch und Oberschenkel müssen dagegen flach und straff ausfallen.

Zu dünne Männer haben's schwerer

Auch den Mann zwängt der Zeitgeist in muskulöse Idealmaße. Darunter leiden neben den Übergewichtigen mit Bierbauch verstärkt die stark Untergewichtigen. Denen fehlen die Muskeln und Körperformen eines Modells wie Markus Schenkenberg aus der Werbung. Und wenn ihre stämmigen Geschlechtsgenossen ihr Übergewicht (immer) noch als »kräftigen Körperbau« stolz vor sich hertragen, müssen sich schmächtigere als Spargeltarzan verspotten lassen. Nicht selten kratzt das empfindlich an der männlichen Ehre. Es fällt sehr dünnen Männern schwer, ihr männliches Rollenbild als Beschützer, Held und Prinz auch nur annähernd zu erfüllen.

Modellfigur macht krank

Übermäßig schlanke, junge Frauen werden dagegen in der Regel akzeptiert oder gar bewundert. Sie passen voll ins Schönheitsideal. Einen kleinen Busen kann notfalls ein Push-up-BH in Form bringen. So verwundert es nicht, dass gerade Frauen zwischen 16 und

26 untergewichtig sind. Die meisten spüren erst später die Nachteile, wenn ihrem grazilen Körper die Vorräte fehlen, um größeren Belastungen Stand zu halten. Denn nicht nur Übergewicht schadet der Gesundheit, auch starkes Untergewicht macht schlapp. Das Abwehrsystem streikt, während der Schwangerschaften drohen Komplikationen, die Knochenkraft lässt früher nach und der Körper besitzt wenig Reserven für Krankheiten oder Stressphasen – und das nicht erst, nachdem Krankheiten wie Magersucht oder Bulimie den Körper jahrelang auszehrten.

Spätestens ab 30 fühlen sich viele Frauen mit geringem Gewicht immer weniger wohl. Wirkte bis jetzt ihr drahtiger Körperbau sportlich und fit, sieht er mit den Jahren und den ersten Falten zunehmend ausgemergelt aus. Der Wunsch wächst, endlich zuzunehmen. Mit diesem Ratgeber schaffen Sie es. Gesunde Energie-Rezepte für mehr Kilos und effektive Power-Übungen zum Muskelaufbau verhelfen Ihnen, langsam aber sicher Kilos zuzulegen. Auch wenn Sie durch Krankheiten oder im Alter Gewicht einbüßen, profitieren Sie und Ihre Gesundheit von den vielen Praxistipps.

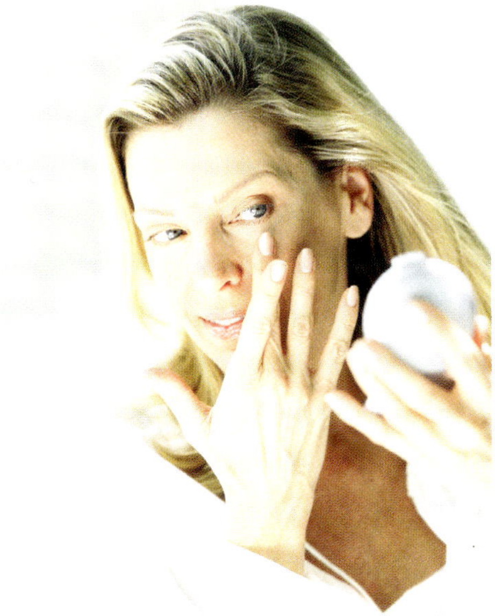

Untergewicht erkennen

Sie können ganz einfach selbst berechnen, ob Sie wissenschaftlich gesehen untergewichtig sind oder ob Sie sich nur so »fühlen«. Dafür gibt es eine international anerkannte wissenschaftliche Formel, für die Sie nur einen simplen Taschenrechner brauchen. Damit bestimmen Sie Ihren so genannten Body-Mass-Index (BMI), die Maßeinheit für Unter-, Normal- oder Übergewicht:

$$\text{Body-Mass-Index (BMI)} = \frac{\text{Körpergewicht (kg)}}{\text{Körpergröße (m)} \times \text{Körpergröße (m)}}$$

Ein Beispiel macht es klarer als jede Formel: Unsere Frau Mustermann misst 180 cm (also 1,8 m) und kommt dabei auf ein Gewicht von 63 kg. Um den BMI zu berechnen, wird nun 1,8 x 1,8 gerechnet, das ergibt 3,24. Das Gewicht von 63 kg : 3,24 ergibt einen BMI von rund 19,4. Was dieses BMI-Ergebnis wissenschaftlich bedeutet, sagt die kleine Tabelle.

BMI	Beurteilung
< 18,5	Untergewicht
18,5 – 24,9	Normalgewicht
25 – 29,9	leichtes Übergewicht
≥ 30	starkes Übergewicht (Adipositas)

Frau Mustermann aus unserem Beispiel gehört wissenschaftlich also durchaus noch zur Norm. Herzlichen Glückwunsch, schließlich garantiert ein Normgewicht zumindest in jungen Jahren die höchste Lebenserwartung.

Und doch würde Frau Mustermann und mit ihr viele andere mit einem BMI von etwa 19 gerne einige Kilos mehr wiegen. Erfahrene Mediziner geben ihnen Recht, schließlich liegt das BMI-Optimum etwa zwischen 21 und 23.

Und älteren Menschen empfehlen Ernährungsexperten ohnehin ein hohes Normalgewicht oder leichtes Übergewicht, um im Krankheitsfall einige Kilos zusetzen zu können, ohne gleich auszuzehren.

Normalgewicht erhöht die Lebenserwartung.

Gewichtstabelle für Kinder

Bei Kindern sollten Eltern sehr genau darauf achten, dass sie weder über- noch untergewichtig sind. Denn was Hänschen nicht lernt, lernt Hans nimmermehr. Eine falsche Ernährung in der Kindheit führt oft zu bleibenden Schäden. Für Kinder und Jugendliche gelten andere Grenzwerte für den BMI als für Erwachsene, weil sie je nach Alter und Geschlecht unterschiedlich ausfallen. In dieser Grafik erkennen Sie, ob Ihr Kind untergewichtig ist. Die roten BMI-Werte gelten für Mädchen, die blauen für Jungen.

Liegt das Körpergewicht unter diesem BMI, gelten Kinder und Jugendliche im jeweiligen Alter als untergewichtig:

4 Jahre	13,7	13,9
4,5 Jahre	13,6	13,9
5 Jahre	13,6	13,8
5,5 Jahre	13,6	13,8
6 Jahre	13,6	13,8
6,5 Jahre	13,6	13,8
7 Jahre	13,7	13,9
7,5 Jahre	13,8	14,0
8 Jahre	13,9	14,1
8,5 Jahre	14,1	14,2
9 Jahre	14,2	14,3
9,5 Jahre	14,3	14,5
10 Jahre	14,5	14,6
10,5 Jahre	14,7	14,8
11 Jahre	14,9	15,0
11,5 Jahre	15,1	15,2
12 Jahre	15,4	15,4
12,5 Jahre	15,8	15,7
13 Jahre	16,1	15,9
13,5 Jahre	16,4	16,2
14 Jahre	16,7	16,5
14,5 Jahre	17,0	16,8
15 Jahre	17,3	17,1
15,5 Jahre	17,5	17,3
16 Jahre	17,7	17,6
16,5 Jahre	17,9	17,9
17 Jahre	18,0	18,1
17,5 Jahre	18,2	18,4

Kurztest: Habe ich ein Untergewichtsrisiko?

Sollten Sie zwar noch nicht unter dem BMI von 19 liegen, aber befürchten, Sie könnten in ein Untergewicht schlittern, beantworten Sie diese fünf Fragen:

1. Vergessen Sie mehr als einmal pro Woche tagsüber eine Hauptmahlzeit zu sich zu nehmen?
2. Leiden Sie unter Völlegefühl, Unwohlsein, Durchfall oder Schmerzen nach dem Essen, so dass Sie Mahlzeiten ausfallen lassen oder nur kleinste Mengen zu sich nehmen?
3. Lassen Sie mehrmals pro Woche eine Hauptmahlzeit pro Tag bewusst ausfallen, weil Sie gestresst sind, nicht allein essen wollen oder andere Gründe Ihnen die Freude am Essen verderben?
4. Kontrollieren Sie mindestens zweimal pro Woche Ihr Gewicht und wollen Sie konsequent einen BMI von unter 20 erreichen bzw. halten?
5. Haben Sie in den letzten drei Monaten kontinuierlich an Gewicht verloren, ohne dass Sie sich anders ernährt oder mehr Sport getrieben haben?

Wenn Sie auch nur eine Frage mit Ja beantworten und Ihr BMI bereits einen Wert von unter 21 erreicht hat, sollten Sie darauf achten, dass Sie nicht noch weiter abnehmen. Sie tragen das Risiko, untergewichtig zu werden. Haben Sie sogar die letzte der fünf Fragen mit Ja beantwortet, lassen Sie sich gründlich von einem Arzt untersuchen, denn ein ständiger Gewichtsverlust deutet auf eine Erkrankung hin.

Dünn ist nicht schön

Gründe fürs Untergewicht gibt es viele, doch die Reaktion der Umwelt ist (fast) immer die gleiche: Unverständnis und Desinteresse. Lassen Sie sich davon nicht irritieren, sondern akzeptieren Sie, dass viele Menschen sich immer wieder vergeblich bemühen, Gewicht zu verlieren, sich mit Diäten rumschlagen und unter ihren Fettpölsterchen leiden. Denen fällt es schwer zu begreifen, warum auch ein zu geringes Gewicht zum Problem werden kann.

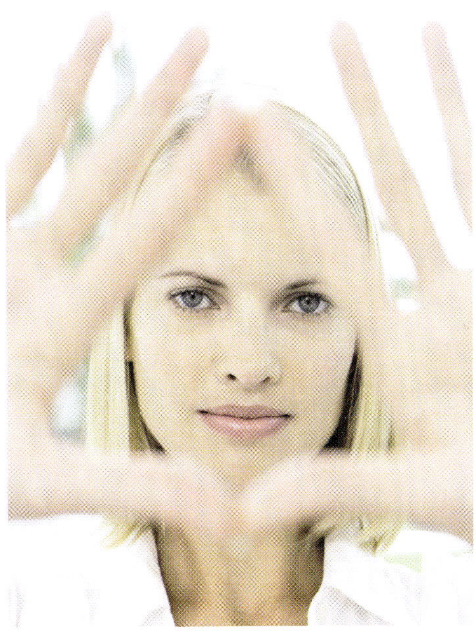

Einigen Menschen mit Untergewicht fehlt es nicht nur an etlichen Kilos, ihnen ist auch das Gefühl und Bewusstsein für den eigenen Körper verloren gegangen.

Sie vernachlässigen sich und ihre Gesundheit. Sie finden sich nicht schön, wenden sich bewusst oder unterbewusst von ihrem Körper ab und bemerken oft gar nicht, dass sie immer weniger wiegen.

Ihnen würde helfen, sich intensiv jeden Tag mindestens fünf Minuten mit dem eigenen Körper zu beschäftigen.

Reiben Sie sich beispielsweise mit einem wertvollen, gut duftenden Öl oder einer Lotion ein und entdecken Sie dabei die Wärme und Weichheit Ihrer Haut. Oder beachten Sie die eigene Schönheit zum Beispiel mit folgender Übung:

Zu schlank macht krank

Ganz gleich welche Ursachen das Untergewicht hat, es macht sich über kurz oder lang sehr unangenehm bemerkbar:

Schlapp und leistungsschwach: Wie werde und bleibe ich fit?

Wer wenig wiegt, dem fehlen in der Regel nicht nur Fettreserven, sondern auch Muskeln. Größere Ausdauerleistungen werden damit zur Tortur, denn bei größeren Wanderungen, einer längeren Radtour oder Kanufahrt verbrennt der Körper viel Fett und strengt seine Muskeln an. Sind aber die Fettreserven ohnehin nur mager gefüllt, geht der Stoffwechsel nach Möglichkeit äußerst sparsam damit um. Und wenn zugleich die Muskeln fehlen,

Die eigene Schönheit entdecken

Sie finden Ihren Körper nicht attraktiv? Dann wird es dringend Zeit, auf die Suche zu gehen. Stellen Sie sich vor Ihren größten Spiegel. Finden Sie zumindest ein Detail an sich, das Sie gern ansehen, als begehrenswert betrachten und als schön bezeichnen würden. Sie haben damit Probleme? Suchen Sie nochmals, geben Sie so schnell nicht auf! Und wenn Ihnen an Ihrem Körper lauter Makel auffallen, sprechen Sie laut aus, was genau Ihnen nicht gefällt. Fragen Sie sich, was Sie zu dieser Meinung veranlasst?

Oft stellt sich bei dieser Übung heraus, dass es meist Äußerungen von anderen sind, die Sie am eigenen Körperbild (ver)zweifeln lassen. Gerade dünne Menschen müssen sich häufig Unverschämtheiten anhören: Vom »Spargeltarzan« über »Bohnenstange« oder »Hänfling« bis zum »Hungerturm« reicht die Palette der verletzenden Witzeleien. Sie machen es einem oft schwer, sein Äußeres anzunehmen.

Doch nur wer sich in seinem Körper wohl fühlt, wird auch dazu bereit sein, etwas für seine Gesundheit und sein Wohlergehen zu tun. Erst dann kann das sinnvolle, allmähliche Zunehmen mit gesunden Rezepten und einer bewussten Ernährung beginnen. Bei diesem Start in ein gesünderes Leben helfen Selbsthilfegruppen.

Fragen Sie bei Ihrer örtlichen Krankenkasse, Ihrem Hausarzt oder in einer Ernährungsberatung nach, ob in Ihrer Gegend eine Gruppe für Untergewichtige existiert.

um größere Anstrengungen längere Zeit zu bewältigen, laufen die Akkus schnell auf ihr Ende zu. Muskelschmerzen, Krämpfe und Kreislaufbeschwerden erzwingen dann einen Stopp. Langfristig können Sie Muskeln aufbauen und mehr Ausdauer erreichen, wenn Sie Sport treiben oder sich im Alltag mehr bewegen. Damit Sie dabei nicht so schnell an Ihre Grenzen stoßen, füllen Sie zuvor Ihre schnell verfügbaren Kohlenhydratspeicher. Damit bleiben Sie länger fit.

Kohlenhydrate für rasche Energie

Kohlenhydrate kann der Körper schnell in Energie umwandeln. Gute Quellen sind:

- Nudeln und alle anderen Teigwaren, ob aus hellem oder dunklem Mehl, mit oder ohne Eier.
- Reis und alle anderen Getreidesorten, also auch Haferflocken, Weizengrütze oder Maisgrieß.
- Kartoffeln in jeglicher Form, ob als Salzkartoffeln, Kartoffelpuffer, Pommes oder Püree.
- Brot, Brötchen, Pizza, Kuchen und alles, was aus Getreide gebacken wird.
- Früchte, die besonders süß sind. Von allen Obstsorten, besonders gut von Bananen, kann der Körper Kohlenhydrate in Energie umwandeln.
- Fruchtsäfte am besten verdünnt mit Mineralwasser. Damit füllt der Körper blitzschnell sein Blutzuckerdepot auf.

Mit Fetten länger fit

Damit Sie aber auch bei längerer Anstrengung nicht schlapp machen, brauchen Sie Fettreserven, auf die der Stoffwechsel verstärkt zurückgreift, wenn er über 20 Minuten gefordert wird.

Mit Sport langfristig Muskeln aufbauen.

Gute Fettlieferanten sind:

- Nüsse: liefern mit dem Fett viele gesunde Fettsäuren, außerdem Vitamine, Mineralstoffe und Spurenelemente.
- Pflanzenöle: enthalten ebenfalls reichlich gesunde Fettsäuren und oftmals viel Vitamin E.
- Fette Milchprodukte wie Käse, Sahnequark oder Crème fraîche: bringen reichlich Kalzium, das die Knochen stabil hält.
- Butter und Sahne: enthalten Fette, die auch von einer empfindlichen Verdauung noch relativ gut vertragen werden.
- Am besten die Kohlenhydrate für die rasche Energieversorgung mit Fett für die langfristig wirksamen Depots kombinieren: immer eine cremige Soße oder die Pesto-Soße zu den Spagettis, den Frischkäse aufs Brot oder einen Kräutersahnequark zur Kartoffel.

Schnell unkonzentriert und deprimiert: Was hilft meinen Nerven?

Nicht nur die Muskeln, auch die Nerven brauchen Nährstoffe. Ohne Kohlenhydrate läuft hier gar nichts, denn das sind die einzigen Energiequellen, von denen sich die Nerven in Normalfall ernähren.

Mit B-Vitaminen die Nerven stärken.

Wie Sie die Kohlenhydratvorräte lecker füllen können, konnten Sie bereits im Abschnitt zuvor lesen. Hinzu kommt, dass auch ein Manko an bestimmten B-Vitaminen schlechte Laune macht oder die Konzentration lahm legt.

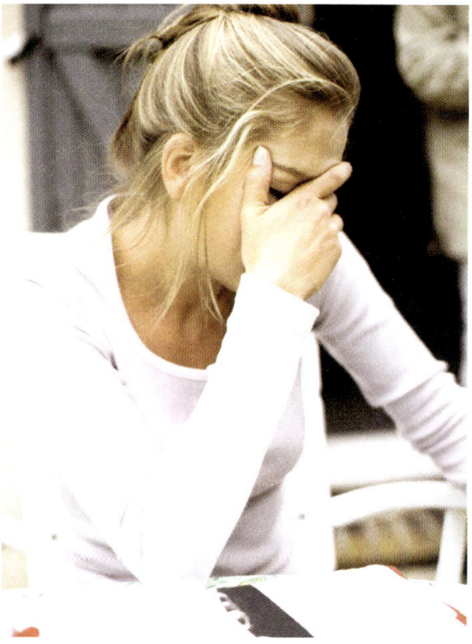

Hier die besten Quellen für Vitamine, die unsere Nerven stärken und die Stimmung heben:

- Schweinefleisch ist eine optimale Quelle für Vitamin B_1, Vegetarier können auf Hülsenfrüchte und Vollkorngetreide ausweichen.
- Milch und Milchprodukte liefern Vitamin B_2, achten Sie auf dunkle Flaschen oder andere lichtundurchlässige Verpackungen.
- Lachs, Makrele, Tunfisch oder Hering sind reich an Vitamin B_6. Sie essen keinen Fisch? Dann lassen Sie sich Hülsenfrüchte oder Nüsse als gute Vitamin-B_6-Quelle empfehlen.
- Viel frisches Gemüse und Obst, roh gegessen, versorgen den Körper mit Folsäure und Vitamin C. Spitzenwerte erzielen Paprika, Kiwi, Erdbeeren, grünes Gemüse und Fenchel.

Schnell verfroren, oft erkältet: Was gibt dem Immunsystem Power?

Eine zu knappe und daher unzureichende Ernährung benötigt genauso wie eine Krankheit, die den Körper fordert, Nährstoffe, die das Immunsystem stärken.

Schließlich ist der Körper ohnehin schon geschwächt. Man friert leichter, ist anfälliger für kleine Infekte, Entzündungen und

Unpässlichkeiten. Daher ist es umso wichtiger, sich optimal gegen Angriffe von außen zu wappnen. Dafür brauchen Sie:

- Vitamin C aus reichlich frischem Gemüse und Obst,
- Vitamin E aus Weizenkeimen, Nüssen und Pflanzenölen,
- Beta-Carotin, die Vorstufe von Vitamin A, aus farbkräftigem Gemüse und Obst,
- Eisen aus Fleisch, Fleischwaren, Hirse, Haferflocken und Hülsenfrüchten,
- Zink aus Fleisch, Fleischwaren, Getreide, Hülsenfrüchten,
- Selen aus Fisch, Fleisch und Nüssen.

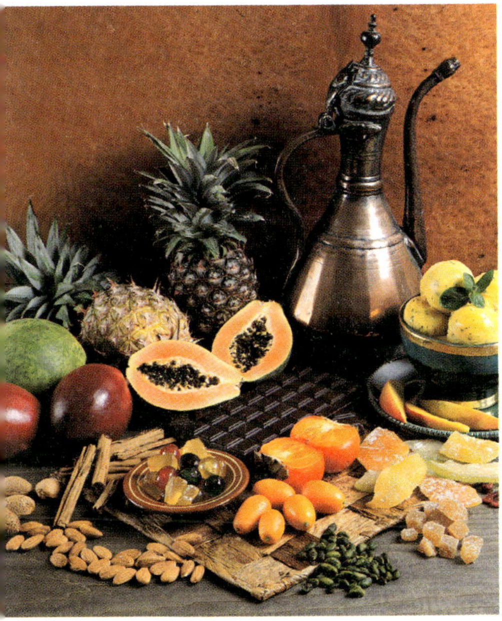

Trockene Haut und mattes Haar: Schönheitsstoffe ins Essen!

Wer ohnehin schon oft genug schief angesehen wird, weil die schmalen Beine oder grazilen Arme nicht gefallen, wird erst recht ein kritisches Auge auf sein Äußeres werfen.

Wenn aber der Körper unter einem Nährstoffmangel leidet, fehlen leider in der Regel auch pflegende Nährstoffe.

Genaue Diagnosen kann ein Hautarzt geben, daher hier nur eine Kurzübersicht über die drei wichtigsten Schönheitsstoffe in unserer Ernährung:

- Wasser: Ein Mangel führt zu kleinsten Fältchen und lässt die Haut sofort matter erscheinen. Mindestens 1,5 Liter pro Tag trinken, am besten Mineralwasser, Kräutertees und Säfte.
- Omega-3-Fettsäuren: Diese Fettsäuren aus Lachs, Makrele, Hering oder Tunfisch sowie aus Lein-, Raps- oder Walnussöl lassen Entzündungen schneller abklingen und beruhigen die Haut. Wer nur wenig Fett verträgt, sollte erst recht auf hochwertige, lebenswichtige Omega-3-Fettsäuren Wert legen.
- Radikalfänger-Vitamine E, C und Beta-Carotin: enthalten – wie schon erwähnt – in Gemüse, Obst, Weizenkeimöl bzw. Mandeln, Haselnüssen, Sonnenblumenkernen.

Wenn der Darm streikt: Tipps bei Durchfall und Verstopfung

Weniger als dreimal pro Woche Stuhlgang oder ein wässriger Stuhlgang mehr als dreimal am Tag – da sollte auf jeden Fall der Arzt zu Rate gezogen werden. Denn hier könnte die eigentliche Ursache für das Untergewicht liegen.

Verdauungsprobleme ernst nehmen!

- Eine darmaktivierende Ernährung versorgt den Körper reichlich mit Ballaststoffen. Wir bekommen diese Verdauungshelfer in größeren Mengen aus Trockenfrüchten, Vollkornbrot und Vollkornprodukten oder – so sie vertragen werden – aus mindestens 12 Stunden eingeweichten Hülsenfrüchten. Dazu immer sehr viel trinken, denn Ballaststoffe regulieren den Darm, indem sie aufquellen und zu einer weichen Masse werden. Fehlt es an Flüssigkeit, drohen erst recht Probleme, weil den Ballaststoffen das Wasser fehlt, um aufzuquellen. Akute Hilfe bei Verstopfung leisten Leinsamen, eingerührt in ein Jogurt.
- Bei Durchfall kann ein geriebener Apfel vermengt mit einer zerdrückten Banane Wunder wirken. Auch hier darf es vor allem an Brühen, Buttermilchsuppen, Säften und Schorlen nicht fehlen, weil der Körper mit dem Durchfall enorm viel Wasser verliert. Vorsicht allerdings bei Milch, denn die könnte in vielen Fällen den Durchfall auslösen oder verschlimmern.

Wenn die Knochen dünn werden: Knochenstärker gesucht!

Dass die Knochen bei mageren Menschen weniger zu tragen haben, stimmt zwar, doch sie sind trotzdem in Gefahr. Werden sie zu wenig belastet und gefordert, entwickeln sie sich schlecht. Außerdem fehlen bei einer kargen Kost der Knochenbaustoff Kalzium und sein wichtigster Botenstoff, das Vitamin D. Kalzium findet sich vor allem in Milchprodukten, ganz gleich ob im fetten Gorgonzola oder Magerquark. Wer allerdings keinerlei Milchprodukte verträgt, muss sich an sehr kalziumreiches Mineralwasser mit mindestens 150 Milligramm pro Liter halten. Achten Sie auf das Etikett, auf dem der Kalziumgehalt mit dem Kürzel »Ca« angegeben wird. Daneben verbergen sich auch in Fenchel, Mangold, Bleichsellerie, Haselnüssen, Sesam, Mandeln und Tofu recht ansehnliche Kalziummengen.

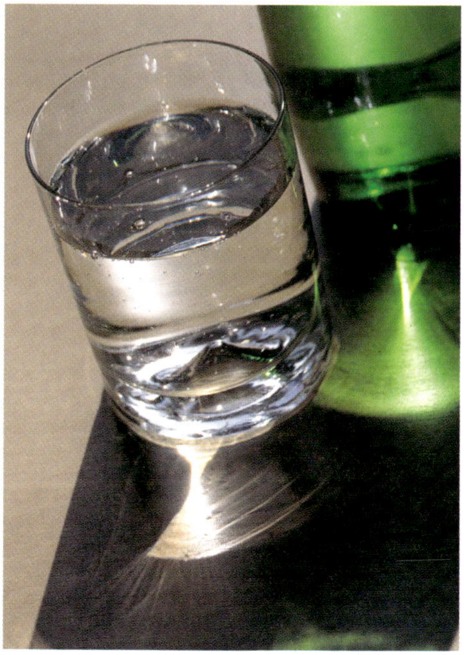

Herz und Muskeln leiden: Eiweiß dringend gebraucht!

Sollte Ihr Untergewicht schon weit fortgeschritten sein und Ihr Arzt einen Abbau von Muskeln feststellen, brauchen Sie neben vielen anderen Nährstoffen sicher auch eine Extraportion Eiweiß. Insbesondere wenn Ihr Körper Eiweiß nicht gut verdauen oder ausscheiden sollte und Sie nur wenig davon vertragen, muss es möglichst hochwertig sein. Je hochwertiger das Eiweiß, desto weniger braucht der Körper, um seinen Bedarf zu decken. Fleisch, Fisch, Milchprodukte und Kombinationen von Kartoffeln oder Teigwaren mit Hülsenfrüchten erreichen eine hohe biologische Wertigkeit. Molkeprotein hat unter allen Eiweißlieferanten die höchste biologische Wertigkeit.

Auch wenn Molke nicht viel Eiweiß enthält, kann der Körper es hocheffektiv nutzen. Außerdem schmecken selbst gemixte Drinks aus Molke und Säften hervorragend und sind sehr erfrischend. Sie können auch konzentriertes Molkenprotein in Form von »Molkeproteinhydrolysaten« aus der Apotheke, dem Reformhaus oder dem Sportgeschäft gezielt gegen einen Eiweißabbau einsetzen.

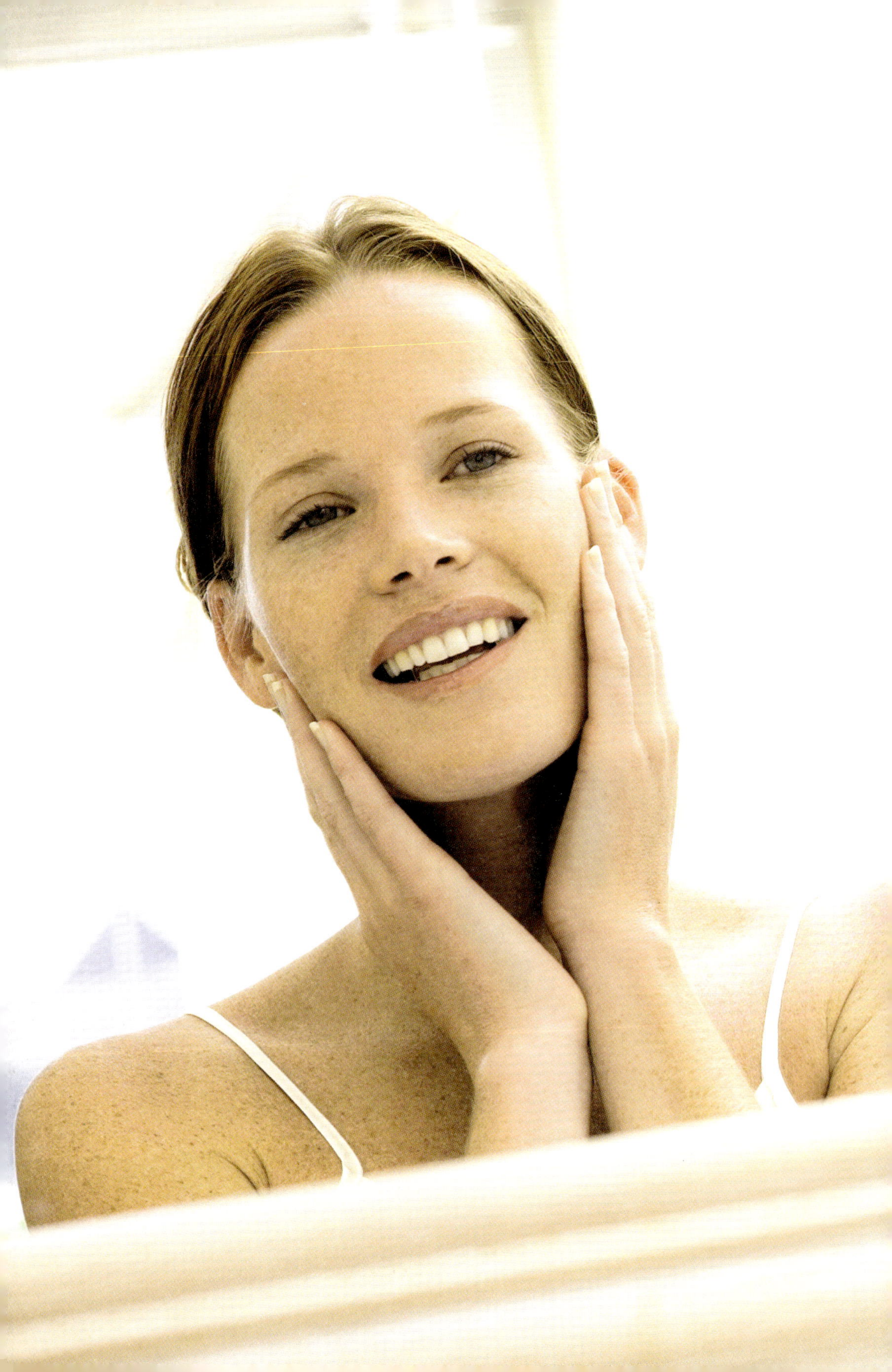

Warum bin ich zu dünn?

Wenn das eigene Gewicht etliche Kilos unter der Norm liegt, so kann das viele Ursachen haben. Die genauen Gründe kennen zu lernen und dafür seine Ernährungsgewohnheiten kritisch unter die Lupe zu nehmen – das sind die ersten Schritte, damit es auf der Waage wieder aufwärts geht.

Wenig essen, viel verbrennen: Ursachen fürs Untergewicht

Einige Untergewichtige gönnen sich nur Miniportionen oder streichen Mahlzeiten öfter völlig aus ihrem Tagesplan. Sie sollten sich fragen, warum ihnen das Essen so wenig Freude macht. Bewiesen ist aber auch, dass viele magere Menschen nicht weniger oder mehr essen als der normalgewichtige Rest der Bevölkerung. Ihr Stoffwechsel trägt die Schuld an der viel zu schmalen Taille, weil er alles andere als sparsam mit den Kalorien umgeht.

Machen Sie sich in diesem Kaptitel auf den Weg, dem Grund für Ihre fehlenden Kilos auf die Spur zu kommen. Sie meinen bereits zu wissen, warum Sie untergewichtig sind? Lesen Sie trotzdem dieses Kapitel aufmerksam durch. Schließlich haben Ihnen die bisherigen Kenntnisse noch nicht geholfen, Gewicht zu gewinnen. Hier erfahren Sie neben den möglichen Ursachen auch hilfreiche Strategien, mit denen Sie Kilo um Kilo zum Normalgewicht zurückfinden.

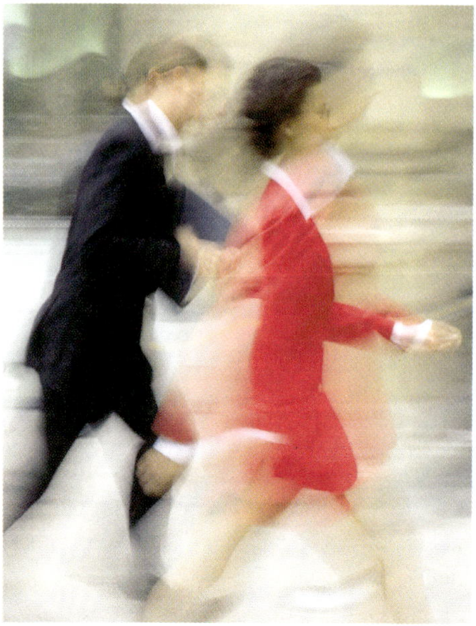

Hans Dampf in allen Gassen!

Er heißt zwar nicht Hans, sondern Peter und die Gassen, in denen er Dampf macht, sind neben einem stressigen Beruf auch seine Kinder, der große Garten, das Haus. Um alles muss er sich kümmern. Außerdem radelt er gerne und mittwochs geht er zum Handball. Seine Frau kommt da manchmal zu kurz. Doch eigentlich beschwert sie sich nicht, schließlich hilft Peter auch noch im Haushalt und unterstützt sie, wo er kann. Manchmal hätte sie nur einfach gerne einmal einen gemütlichen Abend mit ihm, bei einem Glas Wein.

Aber auf dem Sofa länger als 60 Minuten still zu sitzen, das fällt ihm schwer. Auch ein längeres Essen, vielleicht am Sonntag mit Suppe, Hauptgang und Dessert, macht ihn eher nervös. Ihm würde bereits die Suppe reichen, um dann schnell wieder unterwegs zu sein oder seinen Garten zu beackern.

Peter verbrennt durch seine ständige Aktivität weit mehr Kalorien als der Durchschnitt. Seine nicht zu bremsende Energie fordert ihren Treibstoff. Aber er nimmt sich wenig Zeit fürs Essen. Zum Glück hat er eine Frau, die sich die Mühe macht, regelmäßig etwas auf den Tisch zu bringen. Sonst würde Peter sich vermutlich mit Kaffee, Säften, etwas Obst oder dem schnellen Griff zu Keksen, Riegeln oder anderen Kleinigkeiten zufrieden geben. Dabei brauchen die Daueraktiven mehr Kalorien und jede Menge Vitalstoffe, um ihr hohes Pensum erfolgreich zu absolvieren.

»Hans-Dampf«-Test

Selbst wenn Sie täglich nur 100 Kalorien mehr verbrennen, weil Sie beispielsweise mit dem Rad und nicht mit dem Auto zur Arbeit fahren, wenn Sie ein Brötchen weniger essen oder regelmäßig im Garten werkeln, werden Sie nach einem Arbeitsjahr fast drei Kilos schlanker sein. Und möglicherweise sind Sie auch generell ein wenig unternehmungslustiger. Schon kann Ihr Gewicht nach unten driften und das der Kollegin eventuell nach oben. Bei diesem Test vergleichen Sie sich mit dem Durchschnitt Ihrer Kollegen und Freunde – alle etwa in Ihrem Alter. Beantworten Sie diese sechs Fragen:

1. Bewegen Sie sich tagsüber mehr?
2. Nehmen Sie häufiger die Treppe?
3. Verbrauchen Sie für den Arbeitsweg mehr Kalorien?
4. Treiben Sie privat mehr Sport bzw. sind Sie privat aktiver?
5. Machen Sie häufiger einen Urlaub mit viel Bewegung (Wandern, Schwimmen, Radfahren ...)?
6. Nehmen Sie sich weniger Zeit für regelmäßige Mittagspausen?

Mindestens zweimal deutlich mit Ja geantwortet: Dann sind Sie ein »Hans-Dampf«, ein Kalorienverbrenner durch viel Bewegung, Power und Engagement.

Sie müssen bedenken: Nur wenn der eigene Körper optimal versorgt wird, kann er auch mit voller Energie durchstarten, um alle Ziele zu erreichen. Essen darf nicht mehr als Zeitverschwendung gesehen werden, sondern als genussvolles Tanken von Lebensenergie. Feste Mahlzeitentermine sind daher die oberste Devise.

- Morgens Kraftnahrung in Form eines reichhaltigen Frühstückes, das neben Brot, Brötchen oder Müsli dem Körper bereits auch Eiweiß und Fett liefert.
- Mittags und abends müssen im Terminkalender fixe Zwischenstopps am Esstisch eingeplant werden.
- Kleine Zwischensnacks sollten zusätzlich im Laufe des Tages gegessen werden. Anregungen dazu finden Sie unter den Rezepten.

Und bitte keine Ausrede, dass das Einkaufen und Kochen so lange dauern würde. Im Rezeptteil dieses Buches finden Sie jede Menge 15-Minuten-Rezepte. Außerdem sind die Tiefkühltruhen der Supermärkte voll von Fertigprodukten, mit denen Sie im Handumdrehen ein Menü auf den Tisch bringen.

Essen ist genussvolles Tanken von Lebensenergie.

Viel Stress, da krieg' ich einfach nichts runter!

Ärger schon am Vormittag, irgendwie klappt es nicht mehr so gut im Job wie früher. Sorgen kommen auf und mit ihnen vergeht der Appetit in der Mittagspause. Da kann das Essen in der Kantine noch so gut sein. Während manche bei Stress sich mit leckerem Essen, kleinen Süßigkeiten oder einer in Windeseile verputzten Schokolade belohnen, schlagen anderen die Probleme so auf den Magen, dass Ihnen der Appetit vergeht. Magen und Darm reagieren sehr stark auf die Psyche. Angst, Sorgen, Stress und schlechte Stimmung liegen einem im Magen und rauben die Lust aufs Essen.

»Frust-Faster«-Test

Sind Sie ein Frust-Faster, während andere (nicht nur Übergewichtige) sich bei Stress zu Frustessern entwickeln? Beantworten Sie diese vier Fragen:

1. Sinkt Ihr Appetit, wenn Sie Sorgen quälen oder reagieren Sie sogar mit Magen-Darm-Beschwerden?
2. Können Sie bei Stress mehrere große Hauptmahlzeiten hintereinander ausfallen lassen?
3. Nehmen Sie Tagesprobleme mit in den Abend, so dass sie Ihnen das Abendessen verderben?
4. Fehlt Ihnen das zufriedene Gefühl nach einem leckeren Essen?

Sollten Sie zwei oder mehrere Fragen mit Ja beantworten, sind Sie ein Kandidat für die Stressfrei-Essens-Strategien.

- Wenn Sorgen und Stress vom Genießen abhalten, können Entspannungsübungen helfen. Bevor Sie essen, konzentrieren Sie sich drei Minuten lang sehr bewusst auf Ihren Atmen, schauen Sie längere Zeit aus dem Fenster oder gehen Sie 10 Minuten zügigen Schrittes um den Häuserblock.
- Sollten Sie in der Arbeit kurz vorm Essen für Entspannung keine Zeit finden, schreiben Sie Ihre Sorgen kurz auf ein Blatt Papier. Nehmen Sie den Zettel bewusst nicht mit zum Essen und sagen Sie sich: »Diese Probleme lasse ich hier.«
- Sollten Kollegen Arbeitsprobleme während des Mittagessens ansprechen, schalten Sie entweder auf Durchzug oder sagen Sie freundlich aber deutlich, dass Sie Ihre Pause brauchen und erst später wieder über die Arbeit reden möchten.

Krankheiten rauben mir den Appetit

Blähungen, Verstopfungen oder andere Magen-Darm-Probleme wirken sich auch auf den Appetit aus. Chronische Schmerzen

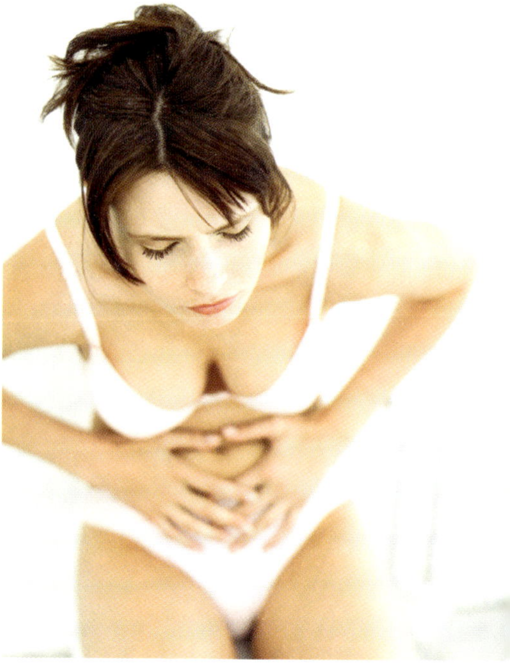

lähmen jegliche Genussfreude. Insbesondere Kopfschmerzpatienten können das bestätigen. Auch hier hilft nur eine intensive medizinische Therapie, um die genaue Ursache der Appetitlosigkeit zu beseitigen.

Sie können dazu beitragen, dass viele Beschwerden, die den Appetit schmälern, gar nicht erst entstehen.

- Meiden Sie bei Blähungen Hülsenfrüchte, fettreiche Kohlgerichte, rohe Zwiebeln, aber zum Beispiel auch Schwarzwurzeln, frisches Hefegebäck oder kohlensäurehaltige Getränke.
- Trinken Sie bei Verstopfung sehr viel Wasser und bevorzugen Sie ballaststoffreiche Lebensmittel (z. B. Vollkornprodukte, Trockenfrüchte, Beeren).
- Meiden Sie bei Problemen mit der Galle fetthaltige Lebensmittel, rohes Kern- und Steinobst, Koffein, Alkohol und sehr kalte Getränke.
- Einem trockenen Mund, der zu Schluckbeschwerden führt, begegnen Sie mit sehr viel Wasser, Pfefferminztee und mit Kaugummikauen.
- Aktivieren Sie einen trägen Verdauungsapparat vor dem Essen mit Bitter- und Reizstoffen beispielsweise durch eine Teemischung aus Bitterklee, Löwenzahn oder Wermut. Nicht gerade ein Genuss, aber ein guter Appetitmacher. Wer den Tee nicht mag, probiert einen würzigen Gemüsesaft-Cocktail mit drei Tropfen Tabasco oder einen herben Salat aus Chicorée, Radicchio oder Rucola.

Neben bestimmten Krankheiten mindern auch Arzneimittel, allen voran die bei einer Chemotherapie verabreichten Substanzen, aber auch das Retalin gegen Hyperaktivität und einige Epilepsiemittel, deutlich den Appetit.

- Wenn Sie regelmäßig Medikamente einnehmen, achten Sie darauf, ob auf dem Beipackzettel unter den Nebenwirkungen Appetitlosigkeit aufgelistet wird.
- Fragen Sie Ihren Arzt, ob er Ihnen ein anderes Arzneimittel empfehlen kann, das den Appetit nicht beeinflusst.
- Essen Sie einige Stunden vor der Chemotherapie nichts mehr. Die nach der Behandlung auftretende Übelkeit könnte dann – fälschlicherweise – zu einer Abneigung gegen diese Nahrungsmittel führen.

Krankheiten und Arzneimittel können den Appetit mindern.

Alles schmeckt gleich

Mit dem Alter lässt oft das Geschmacksempfinden nach. Es schmeckt alles irgendwie gleich und der Appetit bleibt auf der Strecke.

Gerade ältere Menschen leiden sehr oft an Untergewicht, denn bei Menschen über 75 Jahre klagt mindestens ein Viertel über fehlenden Appetit.

Zum Teil haben daran bestimmt auch Appetit stimulierende Hormone Schuld, von denen der Körper mit den Jahren nicht mehr so viel bildet. Auch Zahnprothesen und nachlassende Kräfte für Einkauf und Küchenarbeit führen bei älteren Menschen zur Unterernährung.

- Damit Sie wieder Appetit bekommen, legen Sie als Erstes eine Liste Ihrer Lieblingsspeisen an, denen Sie nur schwer widerstehen können. Forschen Sie nach Ihren alten, vielleicht fast vergessenen kulinarischen Vorlieben aus der Jugend. Vielleicht wecken die wieder Ihre Lust am Genuss?
- Regen Sie den Appetit durch ein Gläschen Wein, Sekt oder Bier an.
- Würzen Sie Ihre Speisen kräftig, doch nie zu scharf.
- Nutzen Sie Fertiggerichte und weitere Angebote (in diesem Kapitel beschrieben).

Notieren Sie Ihre Lieblingsspeisen!

Kochen ist nichts für mich

Nicole hat sich von der Buchhändlerin zur leitenden Angestellten eines großen Verlages hochgearbeitet und arbeitet inzwischen erfolgreich als freiberufliche Medienberaterin. Klar, dass bei dieser Karriere ihr Privatleben zu kurz kam. Doch das bereut sie nicht. Das größte Problem sind ihre nicht einmal 60 kg bei einer Größe von 179 cm, ohne Schuhe! Nicole fühlt sich viel zu dünn. Dabei isst sie eigentlich gerne, genießt die Arbeitsessen und freut sich, dass sie sich dabei nicht zurückhalten muss. Morgens reicht ihr allerdings ein kleines Frühstück, da hat sie noch keinen Hunger. Also Kühlschrank auf und Kaffeeautomat an. Mehr als zwei Tassen Kaffee sowie ein Jogurt plus etwas Obst oder was sich sonst noch findet, gibt es nicht. Abends hat sie dann Besseres zu tun, als stundenlang in der Küche zu stehen, um sich ein Abendmenü zuzubereiten, das dann in wenigen Minuten aufgegessen wird. Nicole fühlt sich nicht als Hausfrau. Mit Partner würde sie nicht öfter kochen als jetzt, dafür aber hin und wieder abends noch einen Abstecher zum Griechen um die Ecke machen – doch als Single alleine essen gehen? Und daheim hat sie bereits Probleme beim Spagettikochen. Die schmecken nie so wie beim Lieblingsitaliener. Nicole will sich den Abend nicht mit komplizierten Rezepten und einem unbefriedigenden Geschmacksergebnis verderben. Lieber hört sie Musik, kommt endlich zum Lesen oder telefoniert mit Freunden.

Kochmuffel-Test

Beantworten Sie bitte ehrlich folgende sechs Fragen:

1. Kochen Sie nicht mehr als eine Hauptmahlzeit pro Woche?
2. Stimmt es, dass Kochen Ihnen keinen Spaß macht?
3. Glauben Sie von sich, dass Sie nicht kochen können?
4. Meinen Sie, dass das Kochergebnis bei Ihnen in keinem angemessenen Verhältnis zum Aufwand steht?
5. Stimmt es, dass Sie für Besucher nicht kochen, sondern lieber etwas liefern lassen?
6. Glauben Sie, dass Kochen kompliziert ist?

Haben Sie zweimal mit Ja geantwortet, sind Sie nur gelegentlich ein Kochmuffel, bei drei Ja-Antworten ein kleiner Kochmuffel, viermal Ja verrät einen großen Kochmuffel und darüber kann man von einer ernsten Kochtopf-Antipathie ausgehen.

Doch lesen Sie einmal diese gute Botschaft: Niemand muss heute kochen können, um ein leckeres Essen auf den Tisch zu zaubern. Es gibt hervorragende Tiefkühlmenüs, von der Pizza bis zur Putenpfanne, die fix und fertig gewürzt einfach nur in den Ofen oder auf den Herd kommen.

Gerade wer ungern kocht, sollte sich die Mühe machen und Vorurteile gegen Fertigmenüs, Tütensuppen und Erdäpfel-Püree aus der Packung ablegen. Probieren Sie es aus und legen Sie sich einen guten Vorrat an Tiefkühlspeisen und Fertigprodukten an. Nur wenn Sie auch selbst etwas auf den Tisch bringen und mit Genuss essen, werden Sie dauerhaft Gewicht zulegen.

Gerade für ältere Menschen wird es immer komplizierter, alles einzukaufen. Oft fehlt ihnen bereits für das Kochen die Kraft. Auch hier hilft Tiefkühlkost, die ihnen von einzelnen Firmen sogar bis ins Haus geliefert wird. Testen Sie die überall angebotenen »Essen-auf-Rädern«-Angebote im Wechsel mit verschiedenen Tiefkühlmenüs. Das bringt Abwechslung in Ihren Speiseplan!

Nicht einmal Zeit für die Mahlzeit

Um 6 Uhr klingelt der Wecker. In den nächsten 90 Minuten muss Jutta sich selbst für ihren Halbtagsjob vorbereiten, das Frühstück auf den Tisch bringen, ihre beiden Söhne startklar für die Schule machen und ihren Mann gut auf den Weg in die Firma bringen. Dann Frühstückstisch abräumen, Einkaufsplan schreiben und die Wäsche in die Maschine geben. Wenn sie dann kurz nach 13 Uhr von ihrer Arbeit zurückkehrt, warten zwei hungrige Söhne auf ein schnelles Mittagessen. Jutta gönnt sich davon nur einen Happen, ihr ist jetzt erst einmal eine kleine Mittagsruhe wichtiger. Danach ein Kaffee, dann die tägliche Hausarbeit, Hausaufgabenkontrolle, Taxifahrten für die Söhne (Fußball, Musikunterricht, Kindergeburtstage) und schnell noch das Abendessen zubereiten. Doch sie selbst mag nach all der Hektik kaum noch etwas genießen.

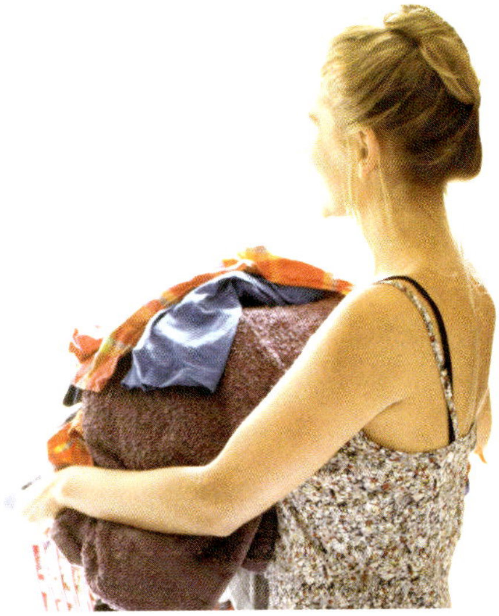

Kein Wunder, dass Jutta nicht zunimmt. Eigentlich müsste ihre Familie erkennen, dass ihr Untergewicht eine Folge ihrer Überlastung ist. Sie ist mit Beruf und der gesamten Organisation des 4-Personen-Unternehmens Familie mehr als ausgelastet. Da bleibt für sie selbst kaum noch Zeit. Ähnlich wie Jutta geht es vielen, die sich mit großem Engagement in ihre Arbeit hängen.

»Fast-Foodler«-Test

Sechs Fragen mit einem kritischen Blick, wie wichtig Ihnen das Essen ist und wie viel Zeit und Ruhe Sie sich dafür nehmen.

1. Streichen Sie ohne Murren Ihre Mittagspause, falls es in der Arbeit zeitlich einmal knapp wird?
2. Gehen Sie lieber mit der Familie/Ihren Freunden raus oder ins Kino, als mit ihnen ein längeres Essen zu genießen?
3. Kochen Sie lieber für andere als für sich selbst?
4. Vergessen Sie mindestens einmal pro Woche eine Hauptmahlzeit?
5. Schlucken Sie regelmäßig Mineralstoff- oder Vitaminpräparate, weil Ihnen die Zeit für eine abwechslungsreiche Ernährung fehlt?
6. Machen Sie während des Essens oft noch etwas anderes als Lesen, Telefonieren oder Fernsehen?

Mehr als einmal mit Ja geantwortet? Dann beachten Sie zu wenig eine Binsenweisheit: Nur der kann auf Dauer erfolgreich arbeiten, der auch ein wachsames Auge auf die eigenen Energievorräte hat. Ansonsten machen Sie langfristig schlapp.

Gerade wer seinen Tagesablauf gut organisieren kann, kann auch genügend Zeit fürs Auftanken einplanen, sogar wenn der Alltag keine großen Mittagspausen einräumt.

- Nutzen Sie jede kleine Unterbrechung Ihres vollen Tagesablaufs, um Ihren Nährstoffbedarf möglichst genussvoll zu decken.
- Stecken Sie sich dafür morgens zum Beispiel ein großes, fest verschließbares Glas mit einem Fruchtjogurt ein. Löffel dazu – dann können Sie in jeder freien Minute etwas davon essen. Oder wie wär's mit Avocadocreme, einem sahnigen Frucht-Shake oder kleinen Käsebällchen?
- Belohnen Sie sich mit kleinen Leckereien, immer wenn Sie gerade mit einer kleinen Aufgabe fertig geworden sind, ein wichtiges Telefonat geführt haben oder sonst sich eine halbe Minute Snackpause verdient haben.

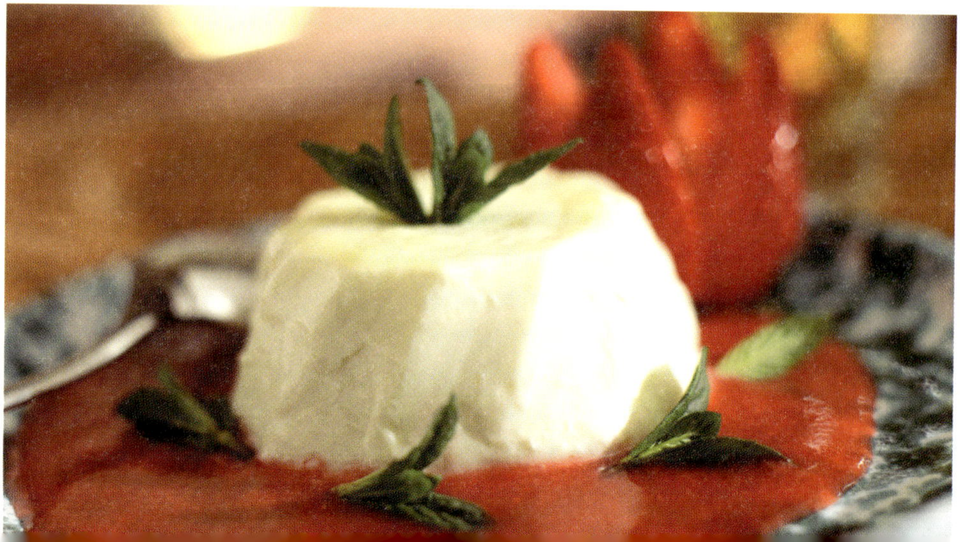

- Notieren Sie, wie Sie sich den gesamten Tag über mit leckeren Zwischensnacks versorgen können: Wo gibt es ein frisches Käse- oder Wurstsandwich, wo einen köstlichen Milch-Shake, welcher Fleischer in der Nähe Ihres Arbeitsplatzes hat gute Frikadellen oder welcher Bioladen ofenfrische Kuchen?
- Achten Sie im Supermarkt auf kleine Snacks für zwischendurch. Von der »5-Minuten-Terrine« bis zur quadratischen Schoko-Waffel!
- Und dann gibt es in diesem Buch ja auch noch viele Rezepte von Gerichten, die Sie zu einem großen Teil auch mit in die Arbeit nehmen können.

Entwickeln Sie kleine Strategien, um für genügend Powerpotential in Form von Zwischenmahlzeiten zu sorgen, mit dem Sie Ihren Alltag besser meistern können.

Und sagen Sie nun nicht, diese Minute zum Auftanken Ihrer Kräfte sei nicht drin! Danach können Sie doppelt so schnell arbeiten – das rechnet sich doch!

Zum Beispiel hat Jutta mit ihren Kindern den Deal gemacht, dass die beiden nur dann noch zu Fußballclub, Musikschule oder Schwimmverein gefahren werden, wenn die beiden für einen selbst gemachten, leckeren Sportlersnack sorgen – und zwar auch für ihre Mutter.

Ob belegtes Baguettebrötchen oder Milchmixgetränk aus Früchten, Jogurt und Milch, Jutta genießt diesen köstlichen Energieschub. Und ihre Kinder finden es cool, dass ihr kleiner Imbiss so gut ankommt.

Bin ein »schlechter Futterverwerter«

Wir werden stärker von unseren Genen beeinflusst, als wir denken. Bei Übergewichtigen weiß man, dass die Erbanlagen das spätere Gewicht weit stärker bestimmen als die Ernährungsgewohnheiten der Eltern. Genauso dürfte es auch bei Untergewichtigen sein. Zwar gibt es keine »schlechten Futterverwerter«, weil Magen und Darm außer bei schweren Verdauungsproblemen die Nahrung restlos abbauen und verwerten. Allerdings geht der Körper mit der daraus gewonnenen Energie je nach Erbanlage einmal sehr sparsam und einmal auch extrem verschwenderisch um.

Der uneffizient und unwirtschaftlich arbeitende Stoffwechsel vieler dünner Menschen verbrennt die Nahrung wie ein Motor, der wenig Leistung bringt, aber viel Treibstoff braucht. Er setzt viele Kalorien in Körperwärme um und lässt manche biochemischen Reaktionen ablaufen, die unnötig sind. Wenn auch Ihr innerer Energiehaushalt keine Spartaste kennt, haben Sie diesen Kalorien verprassenden Körpermotor vermutlich schon mit den Genen vererbt bekommen. Forschen Sie nach deutlichen Hinweisen:

- Ihnen ist selten kalt und auffallend oft warm.
- Sie waren schon immer schlank und leiden nicht unter Gewichtsschwankungen.
- Ihr Arzt hat keine Schilddrüsenüberfunktion festgestellt.
- Einige Vorfahren und Verwandte sind ebenfalls sehr dünn.
- Alte Familienfotos zeigen Vorfahren, die sehr schmächtig aussehen.

Selbst wenn Sie nun Ihren Genen die Schuld geben dürfen, ändern müssen Sie selbst etwas – mit Rezepten, die Ihren Energie verschleudernden Stoffwechsel mit reichlich Kaloriennachschub versorgen. Vielleicht geben Ihnen Ihre sehr schlanken Verwandten den einen oder anderen Hinweis.

Mit kalorienreichen Gerichten zum Normalgewicht!

Fragen Sie sie, ob sie mit ihrem Untergewicht ein Problem haben und wie sie damit zurechtkommen. Eventuell erzählen Ältere im Familienkreis, dass sich das Gewicht mit den Jahren normalisiert hat. Auf jeden Fall erleben Sie bei solchen Gesprächen, dass Sie mit Ihren Nöten nicht alleine dastehen.

Krank macht dünn!

Jeder, der zu wenig wiegt, muss sich selbst und seinen Arzt fragen, ob sich nicht Infektionen, Stoffwechselstörungen, Magen-Darm-Erkrankungen, etwa eine Gluten- oder Milchzucker-Unverträglichkeit (Seiten 37 und 39), eine Schilddrüsenüberfunktion, eventuell sogar Krebs hinter dem Untergewicht verbergen könnten.

Eine leider nicht seltene Ursache sind psychische Erkrankungen wie Magersucht oder die als Bulimie bezeichnete Ess-Brech-Sucht. Diese massiven Essstörungen lassen sich irgendwann nicht mehr geheim halten. Wenn Arme und Beine immer dünner werden, fällt es schließlich trotz weiter Hosen und langer Pulloverärmel auf. So weit sollte es am besten gar nicht erst kommen. Wer warum auch immer hungert oder sich willentlich immer wieder erbricht, dem kann nur eine hochprofessionelle Therapie am besten im Team mit Psychologen, Arzt und Ernährungswissenschaftler helfen – und das am besten so früh wie möglich.

Damit soll hier nicht das Vorurteil aufgewärmt werden, Untergewicht habe immer etwas mit einer Essstörung zu tun. Das ist Quatsch! Trotzdem sollte keiner zögern, Partner, enge Verwandte und Freunde anzusprechen, wenn ihm ein erheblicher Gewichtsverlust auffällt.

Am besten gelingt das Gespräch mit dem Hinweis: »Ich mache mir allmählich echte Sorgen, dass du immer dünner wirst.« Damit ersparen Sie dem anderen Vorwürfe, Vorschriften oder dumme Vorurteile. Sie sagen ihm aber deutlich, dass Ihnen sein Gesundheitszustand nicht gleichgültig ist. Manchem wird dieses Interesse gut tun, weil er bislang immer belächelt wurde nach der Devise: Selbst Schuld, wenn du nicht richtig isst.

Untergewichtige, die durch eine bestimmte Erkrankung Gewicht verlieren, sollten unbedingt eine möglichst langfristige, intensive Ernährungsberatung nutzen. Denn mit dem Gewichtsverlust wächst das Risiko, dass die Abwehrkraft nachlässt und die Krankheit ein leichtes Spiel hat. Ziel jeder Beratung muss sein, ganz persönliche Lösungen zu finden:

- Was können Sie noch essen?
- Wie lassen sich leckere Gerichte daraus zusammenstellen?
- Wo müssen vielleicht neue Wege jenseits herkömmlicher Essenszeiten oder Ernährungsgewohnheiten beschritten werden?

In den Supermärkten finden Sie viele fix und fertig zubereitete Fruchtdesserts, Puddings, Obstgrützen, süße und pikante Dips und Cremes. Ideal für alle, die nicht viel Kraft zum Kochen haben und denen selbst das Kauen und Verdauen schwer fällt. Zudem können Tütensuppen vielen kranken Untergewichtigen gute und vor allem unkomplizierte Dienste leisten. Und manch einer greift in solch einer gesundheitlich schwierigen Lage auf Altbewährtes zurück: die Babykost aus dem Glas, in allen denkbaren Geschmacksrichtungen.

Die große Tabelle auf der nächsten Seite gibt Ihnen viele praktische Hinweise, wie Sie auf einzelne Krankheitssymptome reagieren können, um eine mangelhafte Ernährung zu vermeiden.

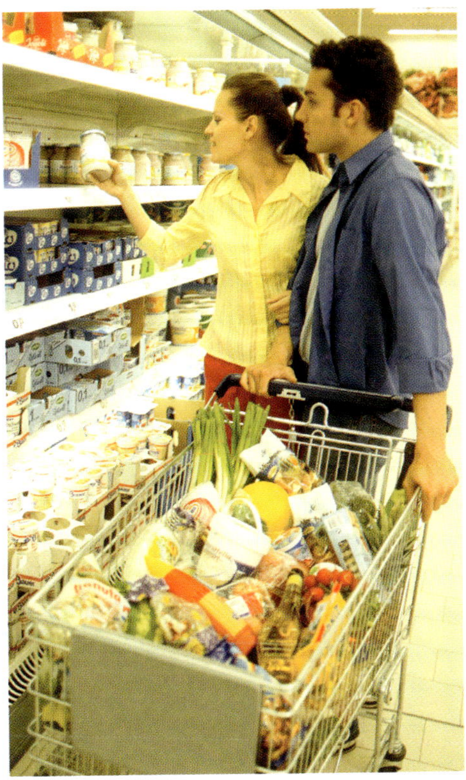

Übung: Phantasiereise durch den Supermarkt

Manchmal müssen Patienten, die schwer krank sind, auch ungewohnte Wünsche äußern dürfen. Eine Phantasiereise durch den Supermarkt ermöglicht, ganz in Ruhe zu überlegen, worauf man Appetit hat. Schließen Sie die Augen, atmen Sie ruhig und stellen Sie sich in einem großen Supermarkt alle köstlichen Lebensmittel, die Sie sich nur denken können, vor. Gehen Sie langsam durch alle Reihen, an Regalen, Kühltruhen und Tresen vorbei. Suchen Sie im Gedanken das eine oder andere Lebensmittel, das Ihnen in diesem Augenblick Appetit macht. Sie dürfen sich wünschen, was immer Sie mögen. Von Aachener Printen bis Zwetschgen, von Aprikosen bis Züricher Geschnetzeltem, es ist alles erlaubt, was schmeckt.

Hilfe bei krankheitsbedingtem Untergewicht

In der folgenden Tabelle finden Sie Ernährungshinweise zu den wichtigsten Symptomen, die bei verschiedensten Erkrankungen auftauchen und zu Untergewicht führen können. Ärztliche Hilfe ist in jedem Fall notwendig!

Symptome	praktische Ernährungshilfen
Appetit-losigkeit	✔ Herbe Tees aus Bitterklee, Löwenzahn oder Wermut vor einer Mahlzeit fördern Appetit ✔ Gemüsesaft oder kleiner Salat aus Chicorée, Radicchio oder Rucola als Vorspeise steigern ebenfalls Appetit ✔ Lieblingsspeisen anbieten ✔ Mit reichlich Gewürzen, Kräutern, auch mit Zitronensaft und Geschmacksverstärkern abschmecken ✔ Sehr kleine, aber zahlreiche Speisen anbieten ✔ Sehr kalorienreiche Lebensmittel bevorzugen **Meiden** ✘ Lebensmittel mit starkem Aroma **Außerdem:** Eingenommene Arzneimittel können Appetit senken, mit dem Arzt abklären; nach dem Essen gut lüften, um unangenehme Essensgerüche zu vermeiden
Durchfall, gereizter Darm	✔ Viel Flüssiges wie Wasser, verdünnte Säfte, Kräutertees, Suppen gleichen Wasserverlust aus ✔ Ballaststoffreiche Speisen wie Bananen, geriebener Apfel oder getrocknete Heidelbeeren binden Wasser im Darm ✔ Stärkehaltige Lebensmittel wie Reis, Mais, Kartoffeln, Kräcker, Brot sind gut verträgliche Kohlenhydratquellen ✔ Eier, Geflügelfleisch und frischer Fisch sind gut verträgliche Eiweißquellen, Magermilch nur bei Milchverträglichkeit ✔ Jogurt, Kefir und andere Lebensmittel mit Milchsäurebakterien täglich essen, um die Darmflora aufzubauen ✔ Leicht verdauliche Früchte und Gemüse wie Bananen, Melonen, Karotten, Spinat oder Zucchini bevorzugen ✔ Fette und Öle (Butter, Pflanzenöle) nicht mitkochen, sondern – nur in geringen Mengen – kurz vor dem Servieren zugeben **Meiden** ✘ Milch und Milchprodukte bei oft auftretender Milchunverträglichkeit ✘ Koffein z. B. in Kaffee und Tee ✘ Fettreiche Speisen ✘ Blähende Speisen wie Kohl, Zwiebeln, frisches Hefegebäck ✘ Sprudelnde Getränke
Fieber	✔ Viel Flüssiges wie Wasser, verdünnte Säfte, Kräutertees, Suppen gleichen Wasserverlust aus. Unbedingt über den Durst trinken ✔ Pürierte Gemüsesuppen mit Fleischeinlage und Sahne geben Energie ✔ Kleine, sehr kalorienreiche Snacks bevorzugen

Symptome	praktische Ernährungshilfen
Mund-trockenheit	✔ Viel Flüssiges wie Wasser, verdünnte Säfte, Kräutertees, Suppen ✔ Bei keinen Schluckbeschwerden und gutem Gebiss harte Lebensmittel bevorzugen wie Fleisch, dunkles Brot, Radieschen, rohe Möhren, Äpfel, um beim Kauen die Speichelproduktion anzuregen **Meiden** ✘ Sehr würzige, salzige und trockene Speisen ✘ Alkohol **Außerdem:** Häufiger mit der Zunge im Mund herumfahren, um Speichelproduktion anzuregen; Kaugummi kauen
Muskel-abbau	✔ So oft wie möglich am Tag größtmögliche Nahrungsmengen essen ✔ Mahlzeiten sehr abwechslungsreich gestalten ✔ Sehr kalorienreiche Lebensmittel bevorzugen ✔ Lebensmittel mit hoher Eiweißqualität verwenden (Fisch, Eier, Fleisch, Milchprodukte insb. Molkekonzentrate)
Schluckbe-schwerden	✔ Viel Flüssiges wie Wasser, verdünnte Säfte, Kräutertees, Suppen ✔ Pürierte und passierte Speisen bevorzugen wie Gemüsepürees, Rührei, Kartoffelpüree, Bananen, Suppen, dünne Breie **Meiden** ✘ Sehr würzige, salzige und trockene Speisen ✘ Alkohol ✘ Saure Säfte **Außerdem:** Häufiger mit der Zunge im Mund herumfahren, um Speichelproduktion anzuregen; aufrecht schlucken; vor dem Essen immer etwas trinken; falls Schmerzen beim Schlucken eisgekühlte Speisen
Übelkeit und Erbrechen	✔ Wenig würzige, schnell verdauliche Speisen wie klare Suppen, kaum gewürzte Haferbreie (mit Apfelsaft, nicht mit Milch!), Kräcker und Bananen bevorzugen ✔ Kräutertee oder stilles Wasser am besten mit Ingwerstückchen gewürzt trinken ✔ Viele kleine, sehr kalorienreiche Snacks, damit der Magen nicht leer ist **Meiden** ✘ Stark gewürzte und fette Speisen ✘ Koffein z. B. in Kaffee und Tee **Außerdem:** Nach dem Essen nicht gleich flach hinlegen, um den Brechreiz nicht zu fördern; nach dem Essen lüften, um unangenehme Essensgerüche zu vermeiden
Ver-stopfung	✔ Ballaststoffreiche Lebensmittel bevorzugen ✔ Viel Flüssiges wie Wasser, verdünnte Säfte, Kräutertees, Suppen

Gesund Gewicht gewinnen

Haben Sie sich am Ende eines Tages schon einmal gefragt, warum Sie heute das und nichts anderes gegessen und getrunken haben? Es lohnt sich! So lassen sich Ernährungsfehler aufdecken und Sie erkennen, wie Sie gesünder essen und trinken können.

Mein Ernährungs-Check-up

Vermutlich ernähren Sie sich gar nicht so schlecht, wie Sie denken. Lassen Sie sich nicht durch die Vielzahl unterschiedlicher Ernährungsratschläge verwirren, die kaum helfen, sondern oft nur ein schlechtes Ernährungsgewissen bescheren.

Leider vertrauen immer weniger ihrem eigenen Instinkt, um zu einer gesunden, befriedigenden Essweise, die gut tut, zu kommen. Hier also erst einmal keine weiteren Ratschläge, sondern eine Aufgabe: Ihr Ernährungs-Check-up:

Übung: Ernährungstagebuch

Schreiben Sie eine ganze Woche lang auf, wann Sie was und in welcher Menge gegessen haben. Also schon am Morgen zum Beispiel 50 g Brötchen, 5 g Butter, rund 30 g Marmelade auflisten. Legen Sie

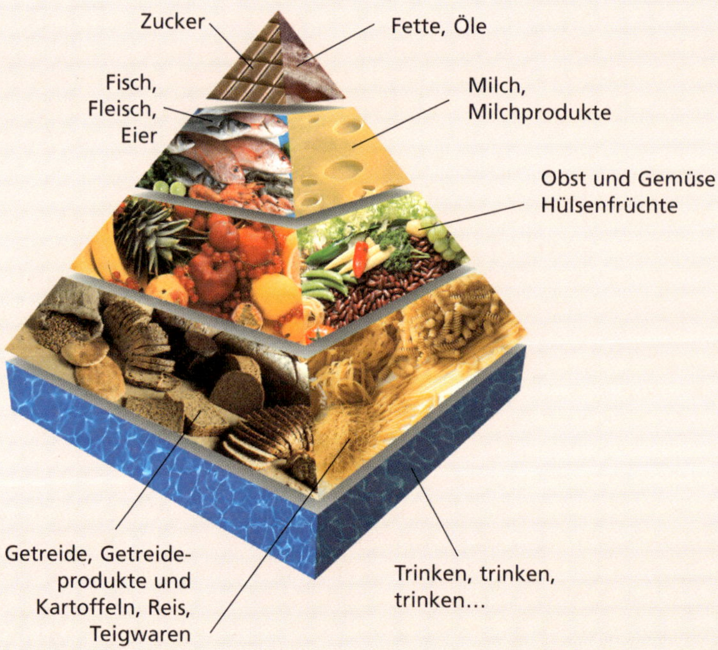

die Tabelle am besten auf einem großen DIN-A4-Blatt an. Schreiben Sie in diese Tabelle jede Kleinigkeit, die Sie gegessen und getrunken haben. Auch ein Glas Wasser, der kleine Müsliriegel oder die zwei Stück Schokolade kurz nach dem Sonntag-Abend-Krimi haben in der Tabelle ihren Platz. Nach der Woche tragen Sie alle Mengenangaben Ihres Ernährungs-Check-ups in eine Pyramide ein, die genau wie die Ernährungspyramide (siehe linke Seite) in fünf Felder unterteilt ist.

Ganz unten tragen Sie ein, wie viel Gramm Brot, Brötchen, Nudeln, Müsli, Reis, Kartoffeln Sie in der Woche gegessen haben und zählen alles zusammen. In der zweituntersten Pyramidenstufe machen Sie dasselbe mit Gemüse und Obst – ganz egal ob frisch, tiefgekühlt, aus der Dose, getrocknet oder als Saft – und bilden auch hier die Summe. Eine Stufe höher tragen Sie Ihren Wochenkonsum an Milch und Milchprodukten, Fleisch und Fisch ein und ganz oben an der Spitze addieren Sie Fette, Öle und Nüsse und all die Süßigkeiten, Chips, Tortenstücke und Bonbons, die Sie im Laufe der letzten sieben Tage genascht haben.

Vergessen Sie nicht, auch Mineralwasser, Säfte, Tees und Kaffee zusammenzuzählen. Sie sollten etwa als Basis der Pyramide die gleiche Menge bilden wie alle festen Lebensmittel zusammen. Übrigens: Wein, Bier und andere alkoholische Getränke werden nicht mitgerechnet. Sie regen die Nierentätigkeit an, so dass sie nicht dazu beitragen, den Flüssigkeitspegel im Körper zu erhöhen.

Auswertung des Check-ups

Wenn Sie die Mengen in den einzelnen Stufen der Pyramide zusammenzählen, sollten sich die Mengen von der obersten Pyramidenspitze bis zur Basis ganz unten immer mehr steigern. Jede Stufe muss größer sein als die über ihr liegende, damit die Ernährungspyramide nicht schief und wacklig wird oder gar umstürzt. Sie sehen sofort, wie Sie Ihre Ernährung ändern müssen: Pyramidenstufen, die zu klein ausfallen, sollten Sie mehr in der Ernährung berücksichtigen. Und fällt eine Stufe größer aus, als sie darf, schränken Sie diese Lebensmittelgruppe zugunsten einer zu klein geratenen Pyramidenstufe ein.

Was die einzelnen Lebensmittelgruppen in den fünf Pyramidenstufen so wertvoll macht, wie Sie deren Anteil in Ihrer Ernährung noch steigern können und welche Probleme sie für einige Menschen mit Untergewicht bergen, dazu mehr auf den nächsten Seiten.

Getreide: Basis der Ernährungspyramide

Getreide begleitet unsere Ernährung fast zu jeder Mahlzeit: Brötchen, Haferflocken, Milchreis oder Nudeln, alles besteht aus Getreide, der Basis unserer Lebensmittelpyramide. Getreide liefert die Energiequelle für Muskeln und Nerven: Kohlenhydrate. Es enthält darmaktivierende Ballaststoffe, wichtige B-Vitamine für den Stoffwechsel und viele Mineralien. Gerade in den äußeren Randschichten des Korns verbergen sich viele Ballaststoffe und weit mehr Vitamine und Mineralien als im Inneren. Nur weil Vollkornprodukte diese nährstoffreichen Außenschichten enthalten, liefert z. B. ein Vollkornbrot fast viermal so viel Eisen und doppelt so viel Magnesium wie ein Weißbrot. Ein brauner Vollkornreis bringt es sogar auf siebenmal mehr Vitamin B_1 als ein weißer Reis.

Wenn Getreideeiweiß nicht vertragen wird

Gluten, ein Eiweißbestandteil von Weizen, Roggen, Gerste und Hafer, wird von einigen Menschen nicht vertragen, verursacht schwere Darmprobleme und trägt damit auch zum Untergewicht bei. Weil Reis und Mais kein Gluten enthalten, dienen sie bei einer Glutenunverträglichkeit neben Soja- oder Kartoffelmehl als Alternative zu herkömmlichen Getreidesorten. Reformhäuser führen Brot und Gebäck ohne Gluten. Leider finden sich in Fertigprodukten oft glutenhaltige Lebensmittel, daher immer auf den Hinweis »glutenfrei« achten.

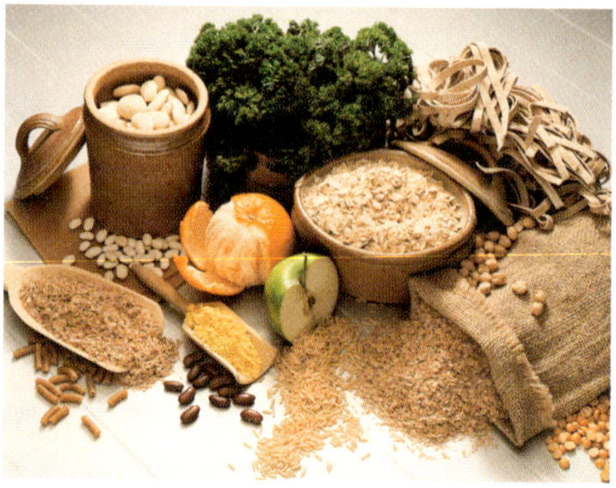

Kartoffel: zweite wichtige Energiequelle

Kartoffeln bilden mit dem Getreide die Basis der Lebensmittelpyramide. Auch sie geben dem Menschen wertvolle Kohlenhydrate und damit Lebensenergie. Sehr hochwertiges Eiweiß und entwässerndes Kalium sind ebenfalls enthalten. Viele wertvolle Inhaltsstoffe konzentrieren sich direkt unter der Kartoffelschale. Also am besten die Kartoffeln mit der Schale kochen. Die Schale hält die Mineralstoffe und wasserlöslichen Vitamine davon ab, ins Kochwasser auszutreten.

Praxistipp: Popcorn und Reiswaffeln statt Chips und Flips

Essen Sie Popcorn oder Reiswaffeln als Snack während der Arbeit oder beim Fernsehen. Gegenüber fetten, ungesunden Chips und Süßigkeiten sind Popcorn und Reiswaffeln die bessere Alternative. Sie enthalten so gut wie kein Fett, liefern aber Kohlenhydrate, die Ihre Körperreserven aufbauen und Ihnen sofort Energie liefern.

Praxistipp: Kartoffelpüree, der unkomplizierte Energiebringer

Als Fertigprodukt aus der Tüte, mit kochender Milch, Sahne, einem Teelöffel Butter angerührt und mit Salz und wenig Muskatnuss gewürzt, lässt sich ein Kartoffelpüree völlig ohne Aufwand ganz schnell herstellen. Genau richtig für alle, die wenig Zeit zum Kochen haben. Außerdem zählt Kartoffelpüree zu den gut verdaulichen, energiereichen Lebensmitteln – also ideal für (fast) alle Untergewichtige. Noch ein Vorteil der cremigen Kartoffelspezialität: Sie lässt sich mit einigen Zutaten immer wieder anders zubereiten. Fügen Sie z. B. einige kleine Apfelstücke oder Mandelmus bei, auch etwas Karottensaft passt dazu. So schmeckt Ihr Püree jedes Mal etwas anders und immer wieder herrlich!

Gemüse und Obst: Quelle der Gesundheit

Fünf Portionen Obst und Gemüse am Tag beugen Diabetes, Krebs und Herz-Kreislauf-Problemen vor. Deshalb unbedingt morgens mit einem Fruchtsaft und Obst starten, viel Obst und Gemüse zwischendurch verzehren, mittags Gemüse als Salat und gekocht als Beilage genießen und abends aufs Brot Scheiben von Tomaten, Gurken, Radieschen oder Zucchini legen.

Gemüse und Obst sind die wichtigsten Quellen für Vitamin C und A, für Ballaststoffe und viele Bioaktivstoffe und schützen uns vor zahlreichen Krankheiten und Beschwerden.

Damit wertvolle Inhaltsstoffe möglichst ohne große Verluste erhalten bleiben, sollten Gemüse und Obst nicht länger als nötig gelagert oder gekocht werden. Denn Wärme, Sonnenlicht und das Kochwasser lösen und zerstören viele Inhaltsstoffe. Ein Grund mehr immer auch rohes Gemüse zu essen, entweder als

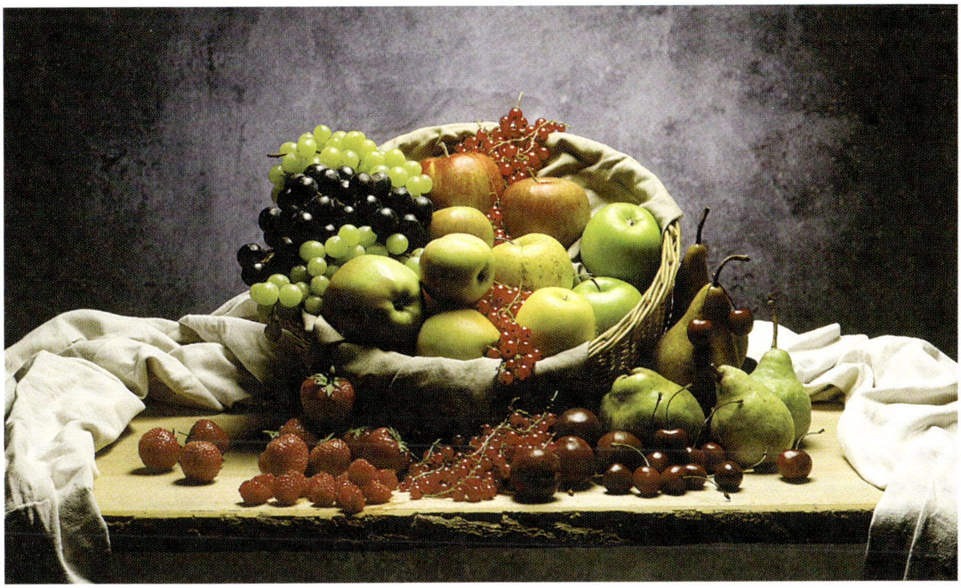

Salat oder kleinen Snack. Wenn zum Beispiel im Winter frisches Gemüse fehlt, finden sich in den Tiefkühltruhen gute Alternativen, denn die Eiseskälte von -18 °C verhindert den Abbau von Nährstoffen.

Praxistipp: Vielfalt schafft Appetit

Apfel, Paprika, Birne, Kohlrabi, eingelegte Gurken, Cocktailtomaten, Karotten – all das können Sie problemlos auch zwischendurch während der Arbeit essen. Suchen Sie sich für die nächste Woche jeden Tag einen kleinen Rohkost-Snack aus. Je bunter die Auswahl, desto gesünder! Übrigens schmeckt das rohe Gemüse hervorragend mit würzig-pikanten Dips etwa aus Avocadopüree, Frischkäse und Gewürzen.

Unbedingt ausprobieren, Rezepte dazu ab Seite 73.

Genießen Sie rohes Gemüse als Salat oder kleinen Snack.

Gekochtes Obst besser verträglich

Viele meiden frisches Obst, weil der Magen mit Schmerzen, Sodbrennen und Aufstoßen reagiert. Schuld sind oft die Säuren. Bevorzugen Sie Bananen oder kochen Sie das Obst ganz kurz. Beispielsweise Äpfel in Spalten schneiden, mit wenig Wasser ganz kurz aufkochen und als Kompott essen. Auch Obstkonserven werden in aller Regel vertragen und sind eine hervorragende Alternative. Selbst wenn die Früchte beim Erhitzen einen Teil ihrer Vitamine verlieren, ist es immer noch besser, sie kurz gegart zu essen als ganz darauf zu verzichten.

Milchprodukte: mehr als nur Eiweiß

Milch und alles, was daraus hergestellt wird, wie Käse, Quark, Kefir, Buttermilch oder Jogurt, bergen reichlich hochwertiges Eiweiß und darüber hinaus noch knochenstärkendes Kalzium und das Stoffwechselvitamin B_2. Wer selten zum Einkaufen kommt, greift einfach zur ultrahocherhitzten, haltbaren H-Milch für den Vorrat. Sie kann qualitativ durchaus mit frischer Milch gleichziehen. Schließlich schadet der kurze Hitzestoß weder dem Kalzium noch dem Milchvitamin B_2. Zudem kann der Körper das beim Ultrahocherhitzen denaturierte Eiweiß optimal verwerten.

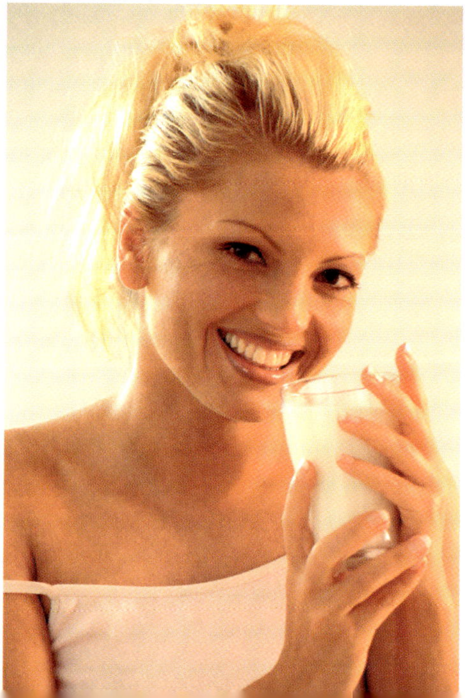

Darmstreik contra Milchzucker

Jeder siebente bis zehnte Mitteleuropäer kann Milchzucker (Laktose) nicht verdauen, weil ihm dazu das Enzym Laktase fehlt, das der Körper mit zunehmendem Alter kaum oder gar nicht mehr produziert. Mediziner nennen dieses Phänomen »Laktoseintoleranz«. Davon Betroffene bekommen Blähungen und heftige Durchfälle, wenn sie Milch und Milchprodukte mit viel Milchzucker essen.

Wird die Ursache für dieses Verdauungsproblem nicht erkannt und werden weiterhin Käse, Eis, Milchschokolade und viele Lebensmittel mit Milchpulver (z. B. Tütensuppen, Wurstwaren, Nougatcremes) verzehrt, können die ständigen Durchfälle auch zu Untergewicht führen. Zum Glück gibt es mittlerweile laktosefreie Milch oder Sojamilch als Alternative. Manchmal hilft es auch schon, Milch und Milchprodukte nur in kleinen Portionen zu essen. Wichtig: Auch Tabletten können Milchzucker enthalten. Fragen Sie Ihren Apotheker.

Fleisch, Wurst, Eier und Fisch: alles vom Tier

Diese Lebensmittelgruppe liefert hochwertiges Eiweiß und fast die Hälfte des gesamten Vitamins B_1, das wichtig für Nerven, Stoffwechsel und Muskeln ist. Auch das blutbildende Eisen erhält der Mensch vor allem über Fleisch und Wurst. Fisch kommt in unserer Nahrung in aller Regel zu kurz, obgleich fetter Fisch uns mit seltenen, sehr gesunden Fettsäuren versorgt, die der Körper zu lebenswichtigen Reglerstoffen umbaut. Immunsystem, Herz, Kreislauf und Blutdruck

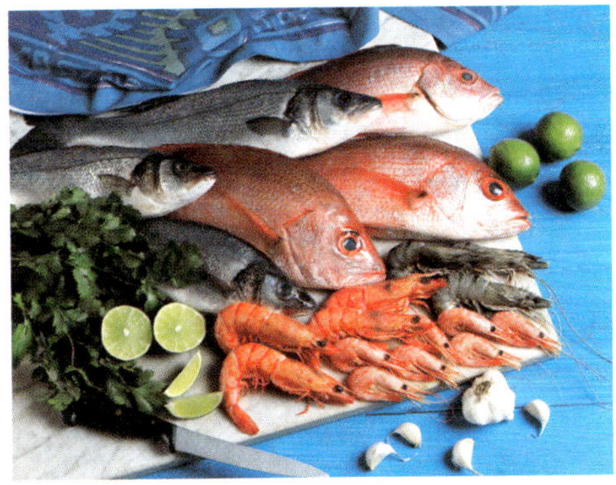

profitieren davon. Wir sollten vor allem auf Meerestiere und Seefische wie Kabeljau, Seelachs, Rotbarsch, Hering oder Schellfisch achten: Ihr hoher Jodgehalt freut die Schilddrüse, die daraus wichtige Steuerhormone bildet. Fehlt der Schilddrüse Jod, vergrößert sie sich und ein Kropf entsteht.

Praxistipp: Gut ernährte Vegetarier

Verzicht auf Fisch und Fleisch führt nicht unbedingt zu Nährstoffdefiziten oder einem höheren Risiko von Untergewicht. Doch wer auf Fleisch verzichtet, muss mit einer schlechteren Eisenversorgung rechnen. Viele Hülsenfrüchte, Hirse, Haferflocken oder reichlich Sesam, Pistazien und Sonnenblumenkerne sorgen für Ausgleich.

Bei einer Vegan-Ernährung, die auch auf Milch und Eier verzichtet, zeigt die Erfahrung, dass Neugeborene sich nicht gut entwickeln. Sie wachsen schlechter und kommen häufiger ins Untergewicht. Bereits Schwangere, die sich vegan ernähren, brauchen spezielle Nährstoffzulagen, damit das Kind im Mutterleib optimal heranreift.

Achtung vor Jod bei Schilddrüsenüberfunktion

Untergewichtige, bei denen eine überschießende Produktion von Schilddrüsen-Hormonen den Kalorienbedarf fast verdoppelt, müssen mit Jod sehr vorsichtig umgehen. Jodsalz (in Österreich muss Speisesalz seit 1963 jodiert werden) sowie Fische und Meerestiere mit sehr hohem Jodgehalt z. B. Austern, Garnelen, Hummer, Kabeljau, Muscheln, Schellfisch und Seelachs nicht übermäßig oft essen. Die sehr jodhaltigen Algen meiden.

Energiekonzentrate: Fette, Öle und Nüsse

Auch für Untergewichtige gilt: zu viel Fett birgt die Gefahr hoher Blutfettwerte in sich und kann zu Herz-Kreislauf-Erkrankungen führen. Insbesondere tierische Fette, die weniger wertvolle Fettsäuren und das gefäßschädigende Cholesterin enthalten, sollten nicht häufiger gegessen werden als Pflanzenöle.

Auch bei Untergewicht – nicht zu viel Fett!

Pflanzenöle zählen zu den besten Quellen für ungesättigte Fettsäuren, aus denen im Körper wichtige Reglerstoffe entstehen. Ebenfalls in Pflanzenölen und Nüssen zu finden ist das Vitamin E, ein guter Schutz vor aggressiven freien Radikalen, hochreaktiven Substanzen, die die Zellwände und -kerne zerstören können und damit für zahlreiche Erkrankungen mitverantwortlich sind. Vitamin E kann die gefährliche Kraft dieser Zellzerstörer abpuffern. Spitzenplätze beim Vitamin E nehmen neben Mandeln, Haselnüssen und Sonnenblumenkernen vor allem Maiskeim-, Distel-, Sonnenblumen- und Walnussöl ein.

Praxistipp: Gesunde Kalorienbomben zum Zunehmen

Zwar stehen Fette, Öle und Nüsse in der Ernährungspyramide fast ganz oben und sollten daher weniger Raum im Speiseplan einnehmen als die übrigen Lebensmittelgruppen – mit Ausnahme der Süßigkeiten und sonstigen Extras. Doch von Pflanzenölen und Nüssen reichen bereits wenige Gramm, um ein Kaloriendefizit deutlich zu schmälern. Allein ein Esslöffel Rapsöl bringt es auf fast 100 Kalorien und wenn Sie 40 Gramm Pekannüsse knabbern, haben Sie knapp 300 Kalorien zusätzlich aufgenommen.

Achtung: Fettverdauungsprobleme

Manche Darmbeschwerden verschwinden, wenn der Fettanteil in der Nahrung sinkt. Ganz gleich woher Blähungen, Unwohlsein, Darmkoliken oder andere Magen-Darm-Beschwerden stammen, sie bessern sich in aller Regel, wenn Sie auf allzu viel Fett verzichten. Vor allem sollte das gebratene Fett ganz vom Speiseplan gestrichen werden.

Hochwertige Öle in kleinen Mengen, die nicht erhitzt werden, verträgt ein empfindlicher Darm noch am besten. Zwar sollten sich gerade Untergewichtige in aller Regel nicht fettarm ernähren, doch wenn eine schlechte Fettverdauung das Untergewicht verursacht, kommt niemand um eine Fett-weg-Diät umhin.

Zu viel davon ist ungesund: Extras

Mit Extras sind Lebensmittel gemeint, die dem Körper keinerlei Vorteile liefern, deren Gehalt an wertvollen Inhaltsstoffen also sehr gering ist. Dazu zählen Süßigkeiten, Knabbergebäck und der Alkohol in Wein, Bier und anderen Spirituosen. Größere Mengen können sogar der Gesundheit schaden. Da solche Genussmittel aber durchaus sehr gut schmecken, haben sie gerade für Menschen mit Untergewicht ihre Bedeutung. Trotzdem gilt: Ihre Mengen sollten unter allen Lebensmittelgruppen am kleinsten ausfallen.

Süßigkeiten, Knabbergebäck und Alkohol bringen keine Vorteile.

Kleine Nährstoffkunde

Kohlenhydrate: bringen Energie

Nerven und Muskeln ziehen aus Kohlenhydraten ihre Energie. Diesen Körpertreibstoff liefern unter anderem Zucker, Kartoffeln, Brot, Nudeln, Reis, viele Früchte und weitere wichtige Kohlenhydratquellen.

In aller Regel sorgen Kohlenhydrate für eine längere Sättigung.

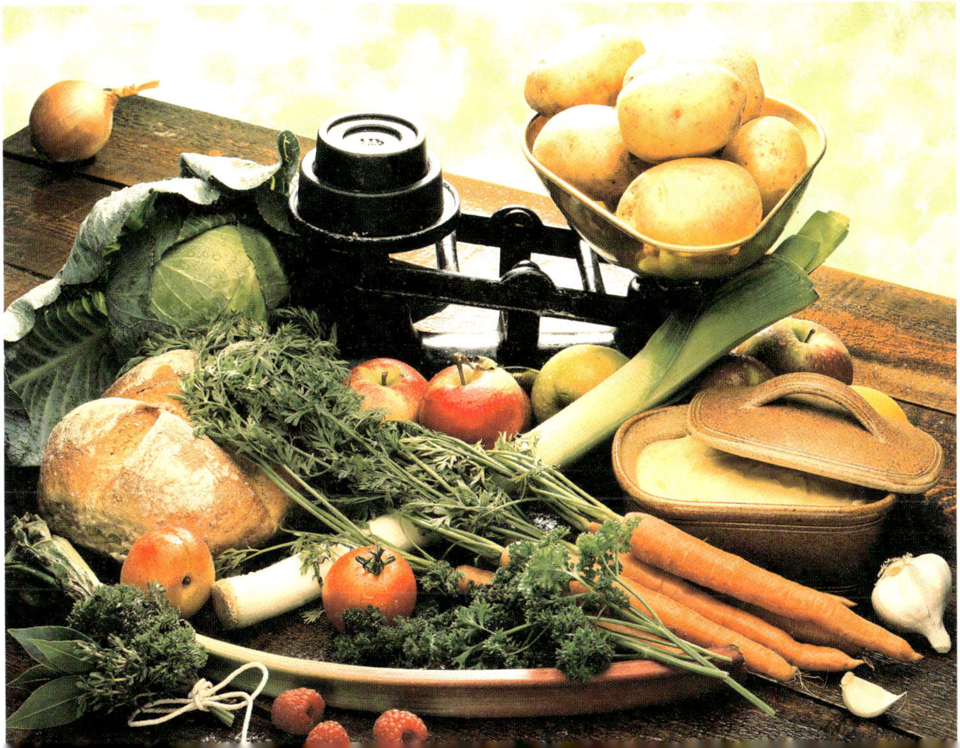

Tipp für jeden, der gerne mehr Kohlenhydrate zu sich nehmen möchte, um Gewicht zu gewinnen:

Trinken Sie Säfte, am besten vitaminreiche aus der puren Frucht oder wegen des süffigen Geschmackes auch gezuckerte Fruchtdrinks oder Eistees. Sie sättigen kaum oder gar nicht, liefern aber viel Zucker und damit Kalorien.

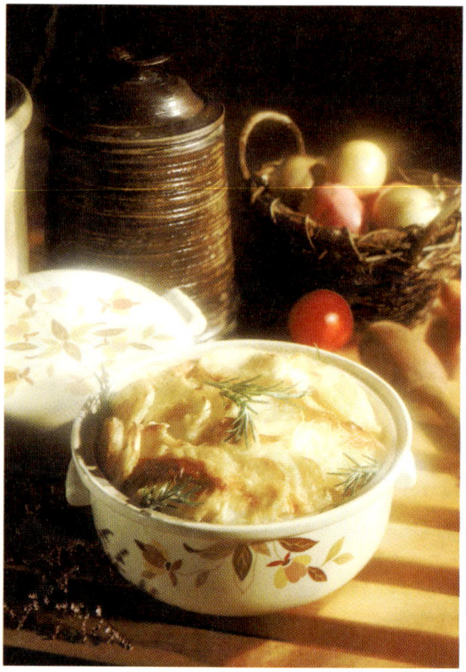

Eiweiße: bauen Muskeln auf

Leider führt ein Plus an Eiweiß allein nicht dazu, dass sich Muskeln bilden. Erst müssen Muskeln belastet werden, damit sie langsam zunehmen. Eiweiß baut neben den Muskeln auch Knorpel, Knochen und sogar Haut, Haare und Nägel auf.

Ein Zuviel an Eiweiß kann die Nieren belasten.

Eiweißverbindungen steuern als Hormone und Enzyme alle wichtigen Stoffwechselvorgänge im Körper und lassen das Immunsystem auf Hochtouren laufen. Der Organismus benutzt normalerweise kein Eiweiß zur Energiegewinnung, nur in Notsituationen greift er auf seine Eiweißreserven zurück.

Trotz all dieser Eiweiß-Aufgaben müssen wir – zumindest in den Industrienationen – keinen Eiweißmangel befürchten. Selbst Vegetarier erreichen einen hervorragenden Eiweißstatus durch Milch oder Eier. Und strenge Veganer, die selbst darauf verzichten, kombinieren Getreide mit Kartoffeln und Hülsenfrüchten, um genügend Eiweiß zu erhalten. Untergewichtigen werden ähnlich wie Bodybuildern oft Eiweißkonzentrate empfohlen. Vorsicht: Nur bei bestimmten Krankheiten sind diese Eiweißzulagen sinnvoll. Ansonsten kann eine Eiweißflut in Form von Proteindrinks oder -riegeln die Nieren belasten und den ohnehin vom Untergewicht geschwächten Körper eher schaden als helfen.

Fett: Kalorienkonzentrate

Ein Gramm Fett liefert doppelt so viele Kalorien wie ein Gramm Kohlenhydrate oder Eiweiß. Fett ist also ein hervorragender Energielieferant. Aber nicht nur das: In ihm lösen sich sehr gut Geschmacksstoffe, die das Essen so aromatisch und lecker machen. Wer zunehmen will, sollte also beim Fett zuschlagen – und trotzdem wissen: Gesättigte Fettsäuren aus Butter, Sahne, Käse, Wurst und Fleisch schaden auf Dauer der Gesundheit. Weit besser und daher vorzuziehen: Pflanzenöle und Fischfette. Ihre ungesättigten Fettsäuren werden im Körper zu echten Herz-Kreislauf-Schutzstoffen umgebaut. Wer also bislang zu mehr Kilos kommen wollte, indem er die Butter fingerdick aufs Brot strich, bei Cremesuppen die Sahne gleich becherweise unterrührte und sich bereits zum Frühstück ein Speckrührei machte, sollte ab heute mit viel Salatöl, reichlich Pesto-Soße zur Pasta oder leckeren Lachsstreifen im Rührei sein Kalorienkonto auf gesündere Art und Weise füllen.

Vitamine und Mineralstoffe: Ohne sie läuft gar nichts

13 Vitamine und weit mehr Mineralstoffe kennen wir. Sie schützen vor gefährlichen Schadstoffen, ermöglichen die Energiegewinnung, stärken die Knochen, lassen das Blut gerinnen, treiben die Abwehr an oder verringern das Herzinfarkt-Risiko. Der Körper könnte keine einzige seiner ungezählten Aufgaben ohne sie erfüllen.

Vitamine und Mineralstoffe schützen den Körper.

Während Vitamine meist einen komplizierten chemischen Aufbau haben und zum Teil durch Hitze und langes Lagern zerstört werden, sind Mineralstoffe sehr einfach aufgebaut und gegenüber Hitze resistent, allerdings wasserlöslich und daher empfindlich, wenn etwas lange im Wasser liegt oder kocht.

Die wichtigsten Vitamine, Mineralstoffe und Spurenelemente (so nennt man die nur in Spuren vorkommenden Mineralstoffe) sind in der Vitamin- und Mineralstofftabelle auf den nächsten Seiten zusammengefasst.

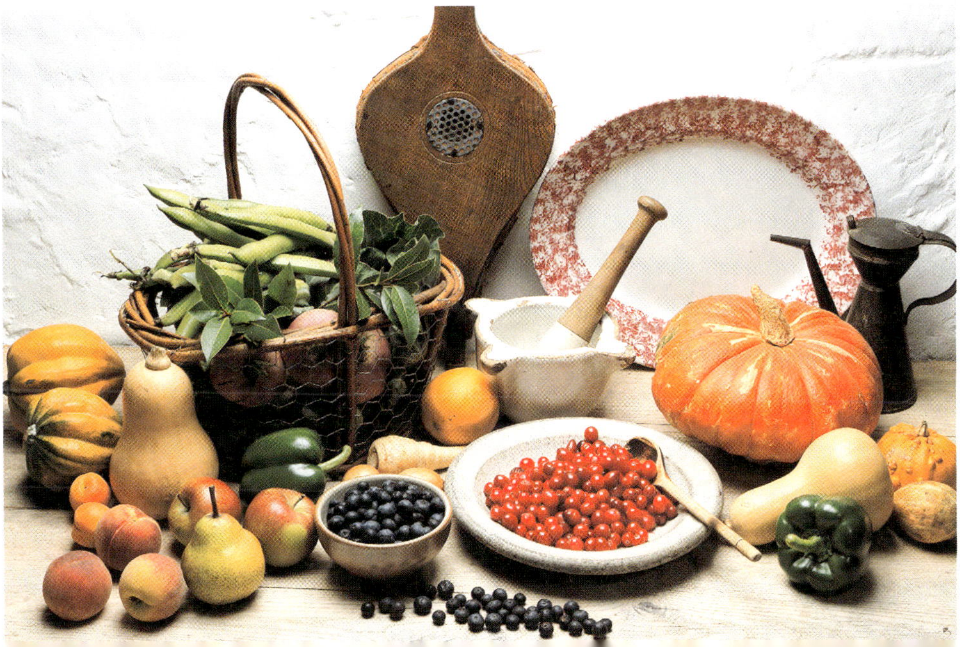

Vitamin- und Mineralstofftabelle

Nährstoff	wichtig für ...	Tagesbedarf für Frau/Mann zwischen 25 – 50 Jahren
Vitamin A und Beta-Carotin (pflanzl. Provitamin A)	gutes Sehvermögen, insbesondere nachts Aufbau und Regeneration der Haut Steigerung der Abwehrkraft gegen freie Radikale (durch UV-Strahlung, Nikotin, Medikamente etc.)	0,8/1,0 mg (Retinol-Äquivalente)*
Vitamin D	Einbau von Kalzium in die Knochen, beugt damit einer Osteoporose vor	5 µg
Vitamin E	Schutz ungesättigter Fettsäuren vor der Oxidation, beugt damit Arterienverkalkung vor Steigerung der Abwehrkraft gegen freie Radikale (durch UV-Strahlung, Nikotin, Medikamente etc.)	12/14 mg (D-alpha-Tocopherol-Äquivalente)*
Vitamin K	Blutgerinnung, Knochenaufbau	60/70 µg
Vitamin B_1	Verstoffwechselung von Kohlenhydraten zur Energiegewinnung Aktivierung der Nerven	1,0/1,2 mg
Vitamin B_2	Verstoffwechselung von Kohlenhydraten, Fetten und Eiweißbausteinen Aufbau der Blutkörperchen gesunde Schleimhäute Stoffwechsel innerhalb des Auges	1,2/1,4 mg
Vitamin B_6	Verstoffwechselung von Eiweißbausteinen Aufbau von Nervensträngen	1,2/1,5 mg
Vitamin B_{12}	Bildung roter Blutkörperchen Bildung von Nukleinsäuren (Gene) Wirkung der Folsäure	3 µg
Pantothensäure	Abbau und Aufbau von Kohlenhydraten, Fetten und Eiweißbausteinen Aufbau des Blutfarbstoffes Aufbau des Bindegewebes Bildung von Botenstoffen der Nerven	6 mg

* offizielle Standardangabe

Besonderheiten	kann helfen bei...	gute Nährstoffquellen
nicht mehr als 3 mg Vitamin A/Tag in der Schwangerschaft, Beta-Carotin ist ungefährlich	Aufbau und Regeneration der Haut, Beruhigung der Haut nach dem Sonnenbad	Kalbsleber, Karotten (Möhren), Fenchel, Spinat sowie grüne, gelbe und rote Gemüse- und Obstsorten
wird auch durch Sonnenlicht im Körper gebildet	schwachen Knochen im Alter oder bei längerer Bettlägerigkeit	Matjes, Avocado, Steinpilze, Gouda
schützt andere Vitalstoffe wie Vitamin A, Vitamin C und ungesättigte Fettsäuren vor der Oxidation	Entzündungen, Rheuma, trockener Haut, Gefahr der Arteriosklerose	Haselnüsse, Weizenkeimöl, Sonnenblumenöl, Paprika
wird auch im Körper von Darmbakterien gebildet	Neigung zu Blutungen	Grünkohl, Rosenkohl, Sauerkraut, Hülsenfrüchte
Gerbstoffe in Tee und Kaffee zerstören Vitamin B_1	Müdigkeit, Kopfschmerzen, Konzentrationsmangel	Schweinefleisch, Vollkornprodukte, Hülsenfrüchte
ist lichtempfindlich, daher Milch besser in braunen, statt in hellen Glasflaschen kaufen	Rissen in den Mundwinkeln, Müdigkeit, Konzentrationsmangel, entzündeten Augen	Milchprodukte, Käse, Fleisch, Vollkornprodukte, Pilze, Hülsenfrüchte, Brokkoli, Spinat
ist ebenfalls lichtempfindlich, Bedarf kann sich durch Einnahme von Östrogenen bzw. der Antibabypille erhöhen	Gefahr von Arteriosklerose, Menstruationsschmerzen, Mangel durch die Antibabypille	Leber, Vollkornreis, Hülsenfrüchte, Avocados, Bananen, Brokkoli, Grünkohl
Vitamin kann sehr lange gespeichert werden, daher tritt ein Mangel sehr selten auf, meist nur bei streng vegetarischer (veganer) Ernährung	Blutarmut	Fisch, Fleisch, Milch, Milchprodukte, Käse
da es in zahlreichen Lebensmitteln enthalten ist, ist ein Mangel in Europa unbekannt	Müdigkeit, Übelkeit, Wundheilung	Leber, Pilze, Brokkoli, Spargel, Heringe

Nährstoff	wichtig für ...	Tagesbedarf für Frau/Mann zwischen 25 – 50 Jahren
Folsäure	Abbau und Aufbau von Eiweißbausteinen Aufbau von Nukleinsäuren (Gene), damit Zellwachstum und -vermehrung Aufbau von roten Blutkörperchen	400 µg Gesamtfolat*
Niacin (Nicotinsäure)	Abbau von Kohlenhydraten, Fetten und Eiweißbausteinen Aufbau von Fetten und Cholesterin Energiegewinnung des Körpers Sauerstoffaufnahme der roten Blutkörperchen	13/16 mg
Biotin	Abbau von Eiweißbestandteilen Aufbau von Fettsäuren Aufbau von Kohlenhydraten Bildung kohlenhydratspaltender Enzyme	30 – 60 µg
Vitamin C	Steigerung der Abwehrkraft gegen freie Radikale (durch UV-Strahlung, Nikotin, Medikamente etc.) Bildung von Kollagen für Bindegewebe, Knochen und Zähnen; Entgiftung in der Leber und im Magen (Nitrosaminbildung)	100 mg
Magnesium	Aufrechterhaltung der Muskelaktivität Aufbau vieler Enzyme Übertragung der Nervensignale auf die Muskeln	300/350 mg
Kalzium	Aufbau der Knochen und Zähne Stabilität der Zellwände Kontraktion der Muskeln	1.000 mg
Eisen	Blutbildung Bildung vieler Enzyme	15/10 mg
Jod	Bildung von Schilddrüsenhormonen	200 µg

* offizielle Standardangabe

Besonderheiten	kann helfen bei...	gute Nährstoffquellen
sehr empfindlich, daher leiden die meisten unter einem Folsäuremangel, Bedarf in der Schwangerschaft und Stillzeit stark erhöht	Schwangerschaftsrisiken (vorbeugend), Gefahr von Arteriosklerose, Mangel durch Antibabypille	zahlreiche Lebensmittel, am besten Rohprodukte wie Salate, da Folsäure extrem hitzeempfindlich ist: Fenchel, Chicorée, Chinakohl, Endiviensalat, Tomaten
Niacin kann der Körper selbst aus dem Eiweißbaustein Tryptophan bilden, daher nur selten Mangelerscheinungen	Pellagra (Haut- und Darmerkrankung, vor allem in Entwicklungsländern)	Hähnchenbrust, Kalbsbrust, Mais, Austernpilze
Bakterien im Darm bilden Biotin und tragen mit zur Vitaminversorgung bei	schuppiger Haut (jedoch unwahrscheinlich, da ein Mangel sehr selten ist)	fast alle Lebensmittel, insbesondere Leber
bei Rauchern steigt der Bedarf an Vitamin C deutlich an (40 Prozent und mehr) Aufnahme von Eisen; Verbesserung der Folsäureaktivität	Zahnfleisch- oder Nasenbluten, Infektanfälligkeit, schwachem Bindegewebe, Eisenaufnahme	viele Gemüse- und Obstsorten, insbesondere Paprika, Rosenkohl, Kiwi, Orange (Apfelsine)
deutliches Zeichen eines Mangels sind häufige Muskelkrämpfe	Muskelkrämpfen, Kribbeln, starken Stress-Symptomen, Schmerzen in den Tagen vor der Regelblutung	Hülsenfrüchte, Nüsse, Vollkornprodukte, Fisch, Kürbiskerne, Bananen
trinken Sie viel Cola oder Bier, steigert sich Ihr Bedarf an Kalzium	Neigung zu blauen Flecken Osteoporoserisiko	Milch und Milchprodukte, Brokkoli, Sojabohnen
Frauen ohne Monatsblutung haben einen geringeren Tagesbedarf als 10 mg; Eisen von Fisch oder Fleisch wird besser aufgenommen als aus pflanzlichen Quellen	Lern- und Konzentrationsproblemen, blasser Haut, Müdigkeit	Fleisch, Fisch, Hirse, Hülsenfrüchte, Hafer
ohne die Verwendung von Jodsalz ist es kaum möglich, den Jodbedarf zu decken	Kropfbildung, vor allem vorbeugend	Seefisch, Jodsalz

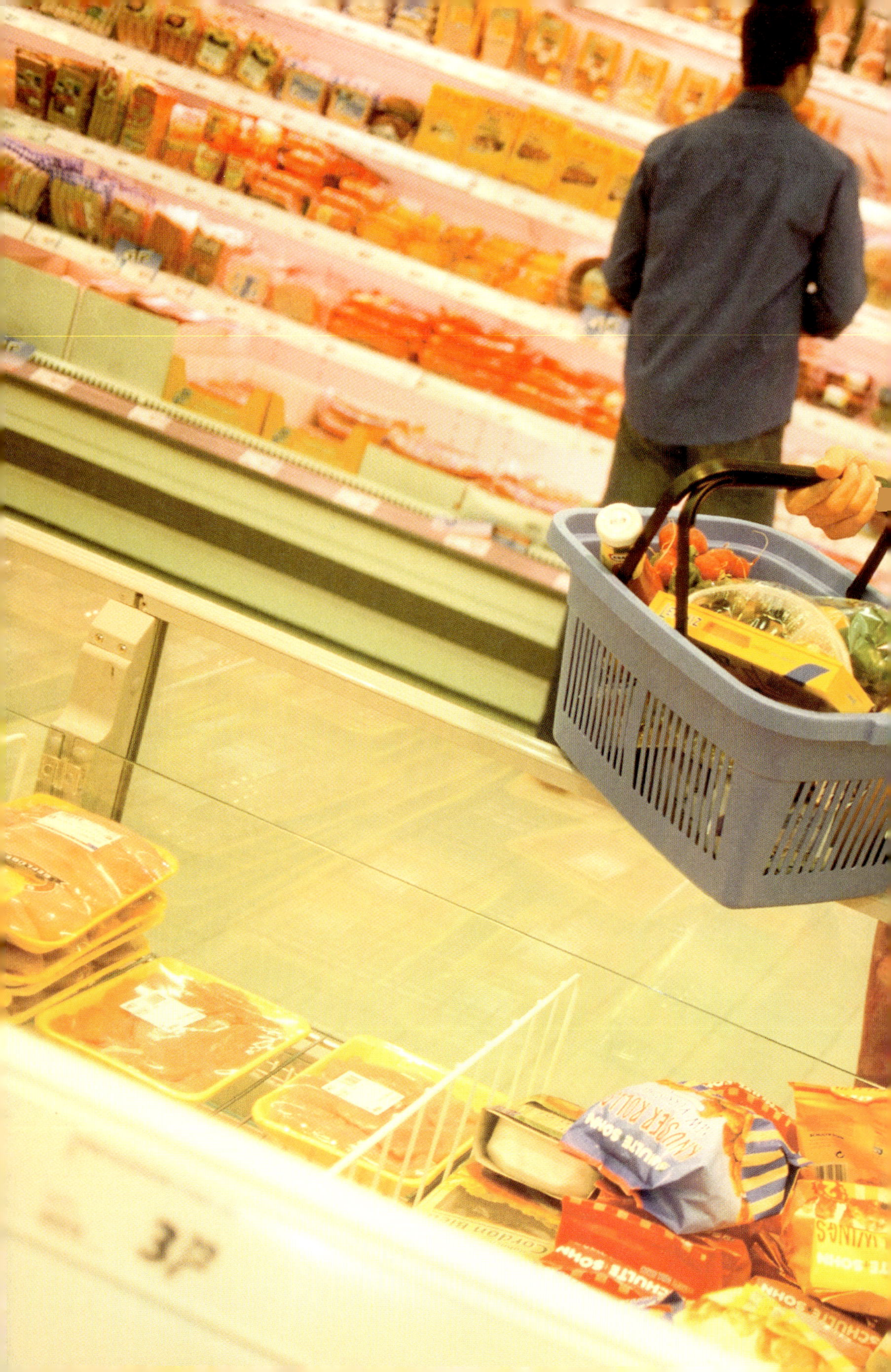

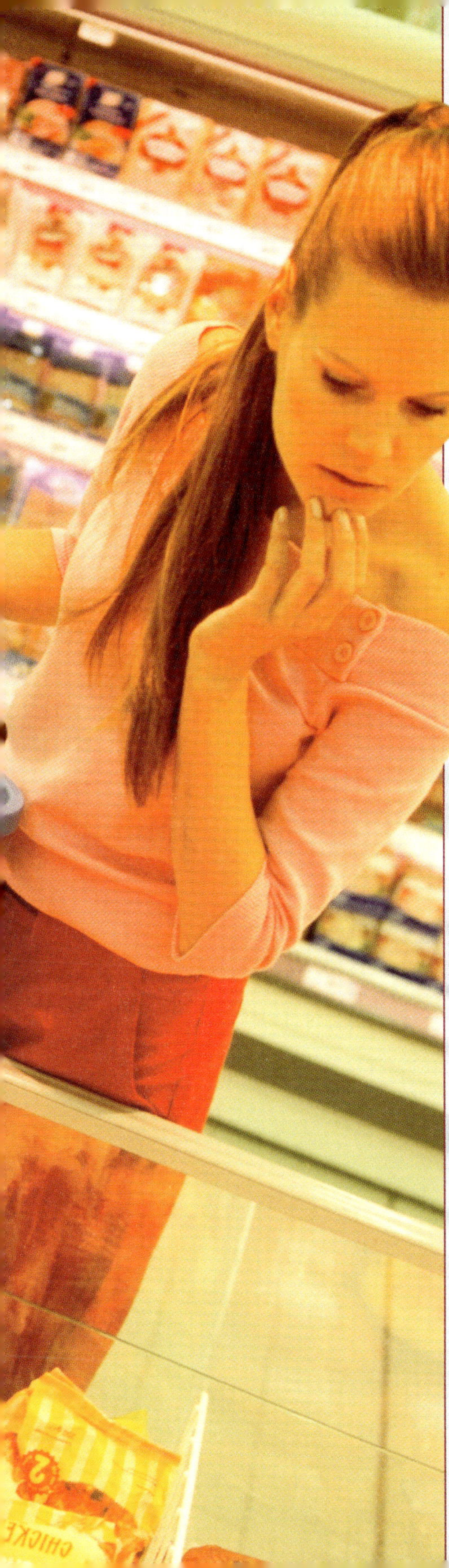

Im richtigen Mahlzeitenrhythmus bleiben

Mit täglich drei großen Hauptmahlzeiten und Pausensnacks zunehmen. Das gelingt Ihnen leichter, wenn Sie Ihren Esstyp kennen. Unser großer Test hilft Ihnen dabei.

Um mehr Kilos anzusetzen, helfen Ihnen drei große Hauptmahlzeiten pro Tag und möglichst viele Snacks. Wann immer Ihnen danach ist, essen Sie also. Planen Sie mindestens zweimal täglich einen Pausen-Imbiss ein. Am Vormittag drei Stunden nach dem ersten Frühstück und nachmittags etwa drei Stunden nach dem Mittagessen. Diese Zwischenmahlzeiten helfen Ihnen, fitter durch den Tag zu kommen. Sie beeinflussen den Biorhythmus und halten die Leistungskurve den gesamten Tag oben. Gönnen Sie sich selbst am späteren Abend noch eine Kleinigkeit. Es müssen ja nicht unbedingt die Kartoffelchips sein. Darin verstecken sich viele ungesunde Fette. Nüsse haben dagegen fast nur gesunde Fettsäuren und eignen sich als Knabberei genauso gut.

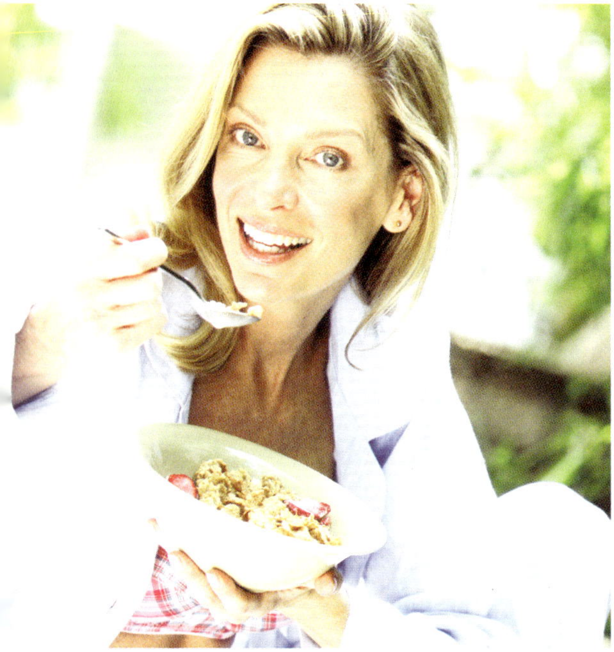

Welcher Esstyp sind Sie?

Wissen Sie eigentlich, welche Situationen Sie besonders vom Essen abhalten oder welche Ihnen beim Essen besonders angenehm sind? Das macht Ihren Esstyp aus: Sind Sie ein Spontan-Esser oder ein Mit-Esser, ein Gelegenheits-Esser oder ein Plan-Esser? Finden Sie es heraus und entdecken Sie dabei, wie Sie sich selbst überlisten können, um regelmäßiger und konsequenter fünf Mahlzeiten pro Tag zu genießen.

12 Uhr mittags, die übliche Zeit, um zum Mittagessen zu gehen. Doch jeder der Kollegen, mit denen Sie sonst essen gehen, hat heute plötzlich keine Zeit. Was machen Sie?

A: Sollte ich Hunger haben, gehe ich essen. Wenn nicht, reichen mir auch einmal zwei Schokoriegel oder ein Apfel.

B: Wenn ich jetzt gerade Zeit habe, gehe ich essen. Ansonsten verschiebe ich es auf später, vielleicht hat dann jemand Zeit.

C: Ich gehe wie immer pünktlich um 12 Uhr in die Kantine.

D: Allein habe ich keine Lust, etwas zu essen. Notfalls tut es auch ein belegtes Brötchen, das ich an meinem Arbeitsplatz verdrücke.

Der Supermarkt bietet Butter zu einem Sonderpreis an.
Wie verhalten Sie sich?

A: Ich achte eigentlich nie auf Sonderangebote, außerdem habe ich noch eine Packung Butter im Kühlschrank.

B: Solch ein Sonderangebot lass ich doch nicht aus und nehme gleich zwei Päckchen mit.

C: Ich achte immer auf Preisaktionen. Da sich Butter sehr gut hält und auch einfrieren lässt, nehme ich die Menge, die ich für die nächsten 10 Wochen brauche.

D: Für mich alleine nehme ich eigentlich Margarine, doch für die Familie/für Freunde nehme ich Butter. Da freue ich mich natürlich über ein Sonderangebot, kaufe aber nicht mehr als sonst.

Sie haben eine Einladung für ein Abendessen erhalten.
Woran denken Sie zuerst?

A: Super, bin gespannt, was es Leckeres gibt.

B: Eigentlich weiß ich noch gar nicht, ob ich an dem Abend Zeit habe.

C: Werde mittags schon weniger essen, wenn es abends noch ein warmes Essen gibt.

D: Wer mag wohl noch kommen?

Sie gehen bummeln, an der Bäckerei duftet es nach frischem Brot und leckerem Kuchen. Wie reagieren Sie?

A: Ich schaue kurz in die Bäckerei. Wenn mir etwas gefällt, kaufe ich es, sonst gehe ich weiter.

B: Ich werde nur schwach, wenn ich gerade nicht in Eile bin.

C: Ich esse so gut wie nie etwas auf der Straße oder einfach so spontan zwischendurch.

D: Ich hole mir zwei Stück Kuchen und esse sie später in Ruhe als kleine Zwischenmahlzeit.

Wenn Sie essen gehen, was ist Ihnen wichtig?

A: Die Speisekarte sollte möglichst abwechslungsreich sein und mich überraschen.

B: Ich möchte auch um 15 Uhr noch frühstücken können und niemand soll die Nase rümpfen, wenn ich beim Essen Zeitung lese oder am Laptop arbeite.

C: Ich wünsche mir eine schnelle, reibungslose Bedienung.

D: Das Lokal muss eine schöne, gepflegte Atmosphäre bieten, in der ich mich rundum wohl fühle.

Sie sind an Ihrem Arbeitsplatz und Ihr Magen knurrt, was machen Sie?

A: Ich sorge auf der Stelle dafür, dass mein Magen sich beruhigt. Bestes Mittel: Currywurst oder – wenn ich Zeit habe – mein Lieblingslokal.

B: Wenn ich keine Zeit habe, dann spüle ich mein Hungergefühl kurzfristig mit einem Kaffee hinunter. Sollte ich später noch Hunger haben, ist dann noch Zeit zum Essen.

C: So etwas passiert mir fast nie, schließlich esse ich sehr regelmäßig.

D: Ich kaufe schnell Kuchen oder Schokolade, manchmal auch eine Packung Chips oder Kekse und lade meine Kollegen dazu ein.

Worauf achten Sie beim Lebensmitteleinkauf?

A: Oft gehe ich mit den Augen einfach durch die Regale, um zu entscheiden, worauf ich augenblicklich Appetit habe.

B: Ich wähle Lebensmittel, die unkompliziert sind und sich schnell zubereiten lassen.

C: Ich mache mir zuvor einen Einkaufszettel und weiß beim Einkaufen dann sehr gut, was ich will.

D: Mir ist wichtig, dass ich etwas auf den Tisch bringe, das allen gut schmeckt. Wenn ich nur für mich allein kochen würde, bräuchte ich nicht viel einzukaufen.

Auflösung des Esstypen-Tests

Sollten Sie bei den acht Fragen eine der vier Antwort-Kategorien A bis D übermäßig häufig ausgewählt haben, können Sie sich eindeutig einem Typ zuschreiben und dann die zu diesem Esstyp passenden Hinweise durchlesen. Bei einem Mischtyp beachten Sie die Abschnitte, die den zwei am häufigsten gewählten Kategorien entsprechen.

A – Spontan-Esser: Sie essen, was und wann immer es Ihnen Freude macht. Wenn Sie als Spontan-Esser untergewichtig sind, kann es nur daran liegen, dass Sie sich fast ausschließlich von kalorienarmen Lebensmitteln ernähren oder Ihr Kalorienbedarf extrem hoch liegt. Eventuell fehlt es Ihnen auch an genügend Reizen, die Sie ans Essen erinnern. Sorgen Sie also für genügend Vorräte an Ihren Lieblingsspeisen, ganz gleich ob Rote Grütze oder Rindsgulasch. Die Grütze gibt's übrigens auch als Fertigprodukt und das Gulasch können Sie vorkochen und einfrieren. So kommen auch Spontan-Esser auf ihre Kalorien.

B – Gelegenheits-Esser: Bei Ihnen ist Essen Nebensache. Wenn es gerade passt, essen Sie, was es gerade gibt. Lange Menüs sind Ihnen ein Gräuel, schließlich könnten Sie in der gleichen Zeit Sinnvolleres tun. Vermutlich fehlen Ihnen einige Kilos, weil Sie das Essen als notwendiges Übel betrachten und nicht genießen können. Wenn Sie diese Einstellung nicht ändern können oder wollen, so sollten Sie sich zumindest angewöhnen, sich ständig mit kleinen Energiequellen zu versorgen. Einige Nüsschen, ein Saft, ein Müsliriegel, Obst und ein Sahnejogurt passen immer. Außerdem vertreiben diese Snacks ungeliebte Leistungstiefs und sorgen somit dafür, dass Sie Ihre Zeit noch effektiver nutzen können.

C – Plan-Esser: Ihr Tag ist von regelmäßigen Mahlzeiten gut unterteilt. Sie halten sich an feste Essenszeiten und haben oft auch konkrete Vorstellungen, wie eine gesunde Ernährung aussieht. Warum Sie trotzdem zu wenig wiegen? Vielleicht entsprechen Ihre strengen Ess-Regeln nicht Ihren Bedürfnissen. Eventuell braucht Ihr Körper mehr Kalorien, als Sie in drei Hauptmahlzeiten genießen können. Noch dazu, wenn Sie sich sehr süße, fette und kalorienreiche Lebensmittel verbieten. Doch es gibt nicht die eine gesunde Ernährung, sondern immer nur eine für den Menschen passende Ernährung. Und die muss bei Ihnen eindeutig mehr Kalorien enthalten. Gönnen Sie sich also auch Zwischenmahlzeiten und erlauben Sie sich mehr Kalorien. Für Sie ist eine Kalorienbombe kein gefährlicher Dickmacher, sondern eine willkommene Extraportion, um Ihren Grundbedarf zu decken.

D – Mit-Esser: Sie können das Essen erst dann wirklich genießen, wenn Sie in netter Gesellschaft sind. Als typischer Mit-Esser macht Ihnen selbst Ihr Lieblingsgericht keine Freude, wenn Sie allein am Tisch sitzen. Wenn Sie allein sind, reichen Ihnen zwei Minisalamis oder ein Fruchtjogurt. Könnte das der Grund sein, warum Sie nicht zunehmen? Dann sorgen Sie für Mit-Esser, indem Sie häufiger Bekannte, Kollegen oder Nachbarn auf einen Teller Nudeln einladen oder sich mit Ihnen zum Essen verabreden. Schließen Sie sich Kochgruppen an und besuchen Sie Kochkurse an der Volkshochschule. Außerdem sollten Sie eine Essregel beherzigen: keine Mahlzeit mehr ausfallen lassen, nur weil Sie allein sind. Ein Sandwich oder einige Scheiben Baguette mit Frischkäse, Räucherlachs und Salami schmecken auch solo ebenso wie die schnell gekochten Nudeln plus Parmesan und der leckeren Pestosoße aus dem Glas.

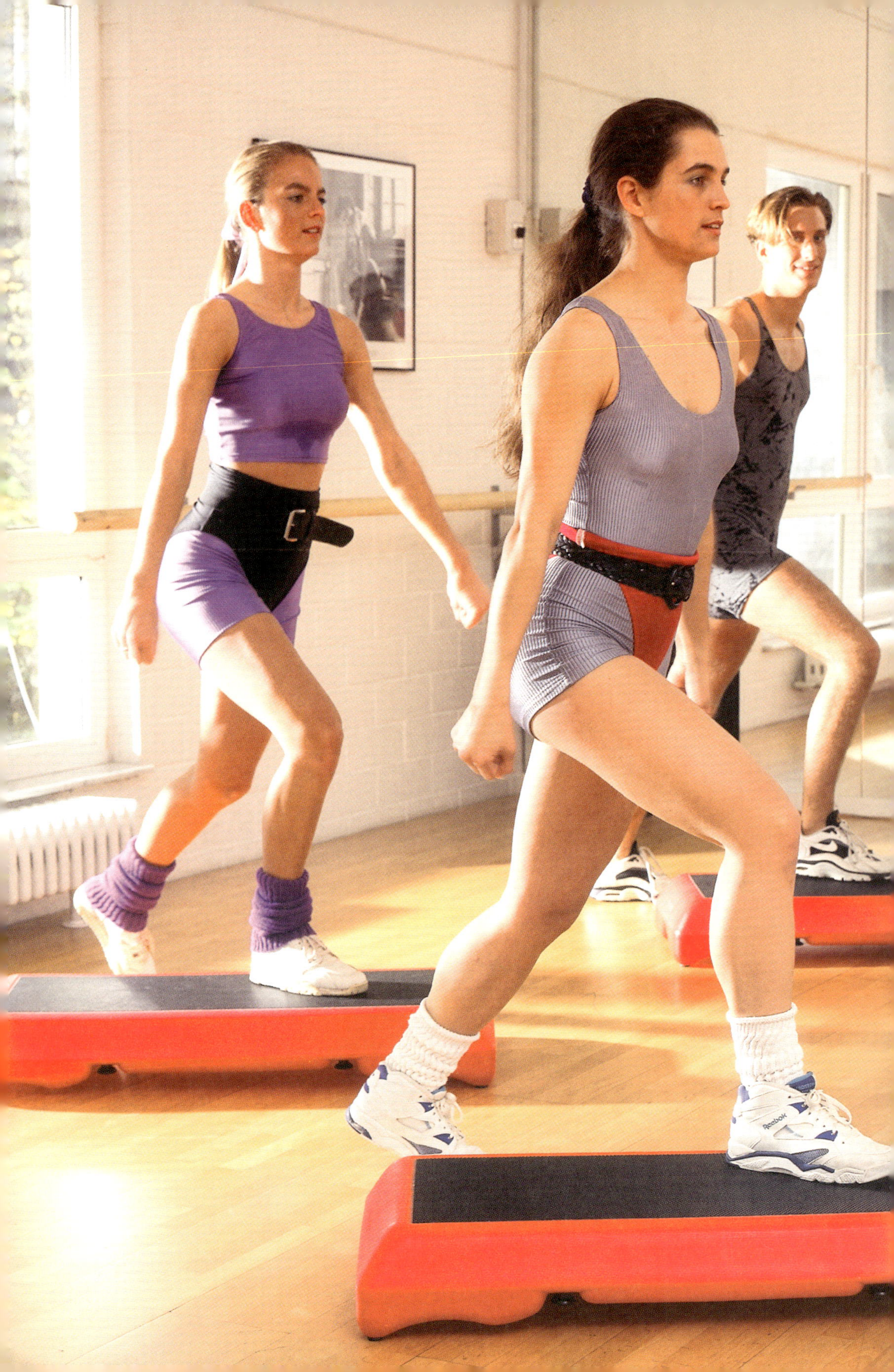
Reebok

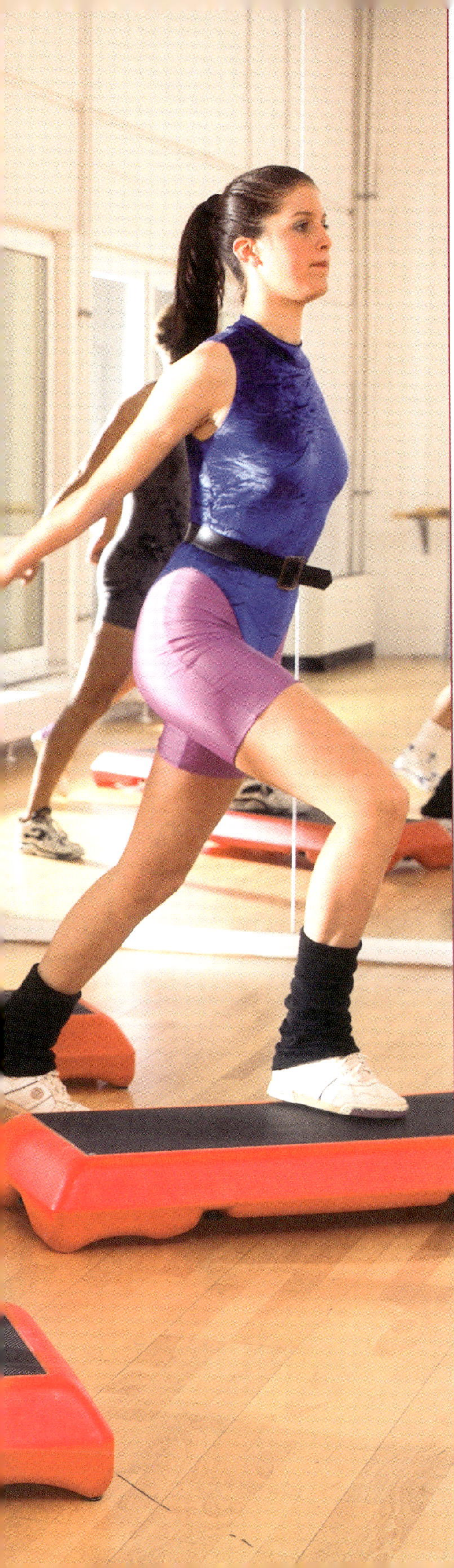

Sport, damit der Körper in Form kommt

Mehr Kalorien geben dem Körper noch keine Konturen. Dafür müssen Sie aktiv Ihren Muskelaufbau steuern. Klingt nach anstrengendem Sporttraining. Doch es geht auch mit wenigen, kleinen Übungen.

Muskeln für Magere

Leider können Sie mit der Ernährung nicht steuern, wo sich Fett und Muskeln bilden. Doch mit mehr Bewegung, regelmäßigen Übungen und etwas Geduld lassen sich gezielt Muskeln aufbauen. Sie können also selbst etwas für Ihre Attraktivität tun. Und Sie werden ein besseres Körpergefühl entwickeln, Ihre Muskeln spüren und dadurch einen anderen Bezug zu Ihrem Körper bekommen. All das hilft Ihnen, im Kampf um mehr Kilos nicht nachzulassen. Doch vergessen Sie dabei nicht: Je mehr Muskeln Ihr Körper ansetzt, desto höher steigt sein Kalorienbedarf. Keinesfalls sollten Sie also Sport treiben, ohne dass Sie Ihren Speiseplan langfristig auf mehr und größere Portionen umstellen.

Sportverein, Fitnesscenter oder allein sporteln?

Gerade im Sportdress kann niemand mehr sein Untergewicht verbergen. Für viele ein Grund, lieber allein zu joggen oder ins Schwimmbad zu gehen. Leider fehlen dann die Motivation der Gruppe und die Begeisterung, die sich beispielsweise in Mannschaften entwickeln kann. Etliche Sportarten sind aber nur in einer Gruppe möglich. Hier können Sie von dicken Menschen lernen: Unter weiten T-Shirts und langen oder halblangen Sporthosen lässt sich die Körpersilhouette gut verbergen. Wer sich terminlich schlecht festlegen kann, oft unterwegs ist und keine regelmäßigen Arbeitszeiten kennt, tut sich aber schwer, fixe Trainingzeiten einzuhalten. Dagegen haben Joggen, Walken, Spazierengehen, Radfahren keine festgelegten Zeiten. Und beim Schwimmbadbesuch oder den Kraftübungen im Fitness-Center brauchen Sie nur die Öffnungszeiten zu beachten. Zumindest am Wochenende, wenn keine Besprechung und keine Überstunden anfallen, sollte es klappen!

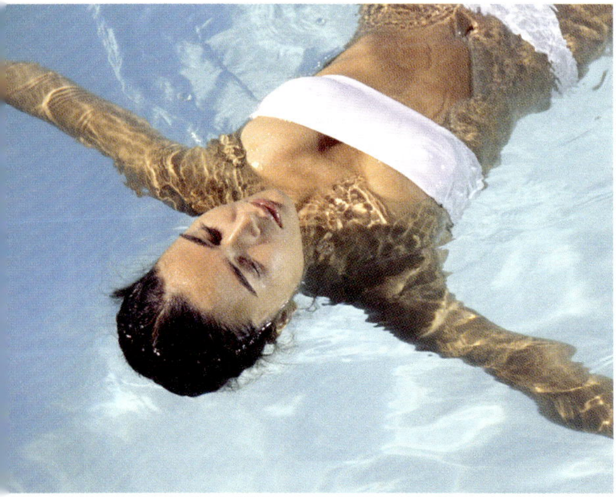

Muskelaufbau mit Niedrig-Energie-Training

Damit Sie nicht bereits beim Aufbau Ihrer Muskeln mehr Kalorien verbrennen, als Ihrem ohnehin niedrigen Gewicht gut tut, brauchen Sie Übungen, bei denen Sie möglichst nicht ins Schwitzen kommen. Joggen, Tennis oder Aerobic sind also nicht ideal, weil Ihr Körper dabei viele Kalorien verbrennt, die er eigentlich in den Muskelaufbau investieren sollte. Ein spezielles Trainingsprogramm, bei dem der Stoffwechselofen nicht auf Hochtouren laufen muss, wäre ideal.

In ein solches Niedrig-Energie-Training passen die isometrischen Übungen zum Muskelaufbau auf Seite 59f. Sie sollten sie täglich ausführen, um mit geringstem Energieaufwand allmählich mehr Muskeln zu bilden.

Sieben-Fragen-Fitness-Check

Fragen beantworten und die Punkte zusammenzählen.

1. Wie viele Stockwerke gehen Sie – ohne Gepäck und volle Einkaufstaschen – zu Fuß, wenn Sie auch einen Lift nehmen könnten?

2. Wie viele Kilometer entfernt muss Ihr Ziel sein, dass Sie dafür bei bestem Wetter statt mit dem Rad, mit dem Auto oder Bus hinfahren?

3. Wie oft gehen Sie pro Monat beispielsweise Schwimmen, Joggen, Walken oder Tanzen bzw. besuchen ein Fitness-Studio?

4. Wie viele Stunden bewegen Sie sich während Ihrer täglichen Arbeit oder auf dem Weg zur bzw. von der Arbeit?

5. Setzen Sie sich auf einem stabilen Stuhl ganz nach hinten, strecken Sie die Beine gerade nach vorne. Wie viele Male können Sie Ihre Beine heben und senken, ohne den Boden zu berühren und ohne sich stark anstrengen zu müssen? Teilen Sie den Wert durch vier.

6. Halten Sie eine volle Mineralwasserflasche waagrecht mit dem rechten Arm (Linkshänder nehmen den linken) ausgestreckt nach vorne, bis es Sie sehr anstrengt. Messen Sie die Zeit und teilen Sie die erreichte Sekundenzahl durch 20.

7. Sie radeln zügig einen Weg immer leicht bergauf. Nach etwa wie vielen Minuten kommen Sie außer Atem?

Die Auswertung finden Sie auf der nächsten Seite.

Auswertung:

Haben Sie alle Fragen beantwortet, zählen Sie die Zahlen zu Ihrem Fitness-Wert zusammen:

0 – 12: *Ihnen fehlen Bewegung und Aktivität. Es muss ja nicht gleich das Fitness-Studio sein. Schon ein längerer Spaziergang an jedem zweiten Tag, eine Fahrradtour am Wochenende und hin und wieder ab ins Schwimmbad oder zum Wandern verhelfen Ihnen ohne Leistungsstress zu mehr Fitness und Freude an der Bewegung.*

13 – 24: *Sie bewegen sich nicht ungern und hin und wieder macht es Ihnen auch Spaß, Ihre Leistungsgrenzen auszutesten. Um noch beweglicher und fitter zu werden, treiben Sie möglichst regelmäßig Sport. Welche Sportart könnte Ihnen so viel Freue machen, dass Sie dafür in einen Sportverein eintreten, Mitglied im Fitness-Studio werden oder sich zu einem Volkshochschulkurs anmelden?*

25 – 36: *Sie treiben regelmäßig Sport, sind fit und haben große Freude an der Bewegung. Glückwunsch! Doch übertreiben Sie es nicht! Ihre Aktivitäten verbrauchen reichlich Energie, also sollten Sie für genügend Kalorien-Nachschub sorgen, wenn Sie lange so leistungsfähig bleiben wollen wie jetzt.*

Ab 37: *Kann es sein, dass Sie Fitness-Trainer oder Sportlehrer sind? Ganz besonders gilt für Sie: Um Ihren Körper sportlich nicht zu überfordern und auszuzehren, braucht er viele Kalorien, damit der Sport Sie stärkt und nicht schwächt.*

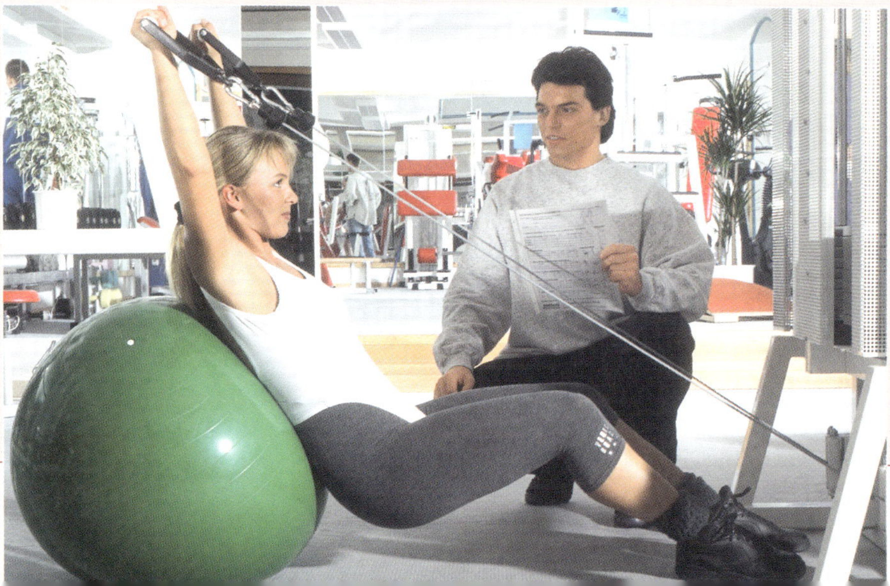

Isometrik für mehr Muskelkraft

Jeder, der sich kraftlos, schlapp und erschöpft fühlt, findet kaum die Energie, sich für eine neue Sportart aufzuraffen. Doch die folgenden isometrischen Übungen stärken und kräftigen, ohne dass man sich groß anstrengen muss. Isometrik bedeutet, dass nur die Spannung der Muskeln verändert wird, nicht aber ihre Dehnung.

Probieren Sie dieses mühelose Muskeltraining einfach aus, am besten jetzt sofort, denn Sie brauchen sehr wenig Zeit dafür und können diese kleinen Übungen fast immer und überall durchführen.

Bauch-Rücken-Übung

Sie sitzen auf einem fest stehenden Stuhl entspannt, aufrecht und mit dem Rücken an der Rückenlehne. Ziehen Sie 10 Sekunden lang

Vor- und Nachteile einzelner Sportarten plus Tipps

Sportart	Vorteil	Nachteil	Tipp
Schwimmen	Sehr gelenkschonend	Man friert schnell	Warmbadetag nutzen
Wandern	Leicht durchführbar	Bergwandern belastet Kniegelenke	Wandergruppe anschließen
Walken	Sofort und überall durchführbar	–	Noch besser: Nordic Walking
Joggen	Sofort und überall durchführbar	Sehr anstrengend für unterernährten Körper, hohe Kniebelastung	Mit einem Mix aus Walken und Joggen beginnen
Radfahren	Überall durchführbar, gelenkschonend	Schlecht möglich bei Regen, Schnee oder viel Wind	Ein Fahrrad mit vielen Gängen erleichtert das Bergauffahren
Hand-, Basket-, Volleyball; Fußball	Eine Mannschaft fördert die regelmäßige Teilnahme	Sehr anstrengend für unterernährten Körper, hohe Gelenkbelastung	Suchen Sie eine Anfänger-Gruppe
Krafttraining	Individuell, verbraucht wenig Kalorien, baut trotzdem Muskeln auf	Man braucht in der Regel ein Fitness-Studio	Studio intensiv testen, bevor Sie einen Vertrag abschließen
Skaten	Sofort und überall durchführbar	Hohe Unfallgefahr	Kurs besuchen, um das Bremsen zu lernen
Langlauf	Gelenkschonend	Sehr anstrengend für unterernährten Körper	Wichtig: Gute Sportkleidung gegen Kälte
Tennis	Sehr populär	Sehr anstrengend für unterernährten Körper, hohe Gelenkbelastung	Anfänger sollten unbedingt einen Kurs machen

den Bauch ein und drücken dabei den unteren Rücken gegen die Rückenlehne. Wenden Sie dabei möglichst viel Kraft auf. Vergessen Sie nicht zu atmen. Lockern Sie wieder und wiederholen Sie die Übung fünfmal.

Armübung I

Sie sitzen am Lenkrad Ihres Autos oder nehmen ein Buch in der Größe eines dicken Lexikons mit festem Pappeinband in beide Hände. Sie umfassen das Lenkrad oder das Buch links und rechts fest mit den Händen, das Lexikon halten Sie auf Höhe Ihrer Brust. Die Arme sind gestreckt.

Drücken Sie die Arme so fest zueinander, als wollten Sie das Lenkrad oder Buch nach innen verbiegen. 10 Sekunden drücken, dann lockern und diese Übung noch fünfmal wiederholen.

Armübung II

Das Armtraining I so abwandeln, als würden Sie versuchen, mit den Armen das Lenkrad auseinander zu drücken bzw. das Buch jeweils nach links oder rechts auseinander zu reißen. Ebenfalls nach 10 Sekunden lockern und die Übung fünfmal wiederholen.

Arm-über-Kopf-Übung

Sie strecken die Arme über den Kopf und falten dabei die Hände ineinander. Bewegen Sie die Arme so weit wie möglich nach hinten.

Die Hände drücken Sie gegen die Kraft der ineinander gefalteten Hände nach außen. 10 Sekunden halten, dann nach kurzer Pause diese Übung fünfmal wiederholen.

Arm-Tischplatten-Übung

Beide Unterarme liegen schulterbreit auseinander parallel auf einer stabilen Tischplatte.

Drücken Sie die Unterarme mit ganzer Kraft gegen den Tisch. 10 Sekunden halten, Arme lockern und Übung fünfmal wiederholen.

Faust-Übung

Die Hände sind zu Fäusten geballt und werden vor der Brust gegeneinander gehalten, dabei zeigen die Daumen zum Körper.

10 Sekunden lang die Fäuste mit voller Kraft gegeneinander drücken. Hände und Arme lockern und die Übung fünfmal wiederholen.

Türrahmen-Übung I

Sie stehen in einem nicht zu schmalen Türrahmen. Die Arme strecken Sie in Schulterhöhe rechts und links mit ganzer Kraft gegen den Rahmen.

10 Sekunden halten, Arme lockern und die Übung fünfmal wiederholen.

Türrahmen-Übung II

Sie stehen in einem nicht zu schmalen Türrahmen. Den linken Arm lassen Sie hängen, den rechten strecken Sie über Ihren Kopf hinweg zum linken Türrahmen.

Drücken Sie mit aller Kraft 10 Sekunden die rechte Hand gegen den linken Türrahmen. Arm lockern, die Übung mit dem linken Arm am rechten Türrahmen wiederholen.

Die Übung abwechselnd mit linkem und rechtem Arm je dreimal ausführen.

Oberschenkel-Presse

Sie sitzen auf einem fest stehenden Stuhl, die Füße fest auf dem Boden und Ihre Hände stützen Sie in Knienähe auf die Oberschenkel – aber nie auf die Knie!

Drücken Sie die Hände fest in die Oberschenkel hinein nach unten. Nach 10 Sekunden loslassen und entspannen. Fünfmal wiederholen.

Nacken-Presse

Die Hände sind hinter dem Kopf im Nacken verschränkt, der Nacken liegt in den Handinnenflächen.

Drücken Sie die Hände nach vorne und den Nacken in die Hände. Spannen Sie 10 Sekunden lang an. Nacken und Arme entspannen und die Übung noch fünfmal wiederholen.

Stuhl-Übung I

Sie sitzen auf einem stabilen Stuhl ohne Armlehne und fassen mit beiden Händen seitlich unter die Sitzfläche des Stuhles.

Versuchen Sie mit größter Kraft den Stuhl nach oben zu ziehen. Atmen Sie dabei normal weiter. Nach 10 Sekunden Hände und Arme lockern und die Übung fünfmal wiederholen.

Stuhl-Übung II

Sie sitzen auf einem stabilen Stuhl. Drücken Sie die Füße mit aller Kraft in den Boden, erheben Sie sich dabei aber nicht vom Stuhl.

Nach 10 Sekunden Anspannung kurz lösen und fünfmal wiederholen.

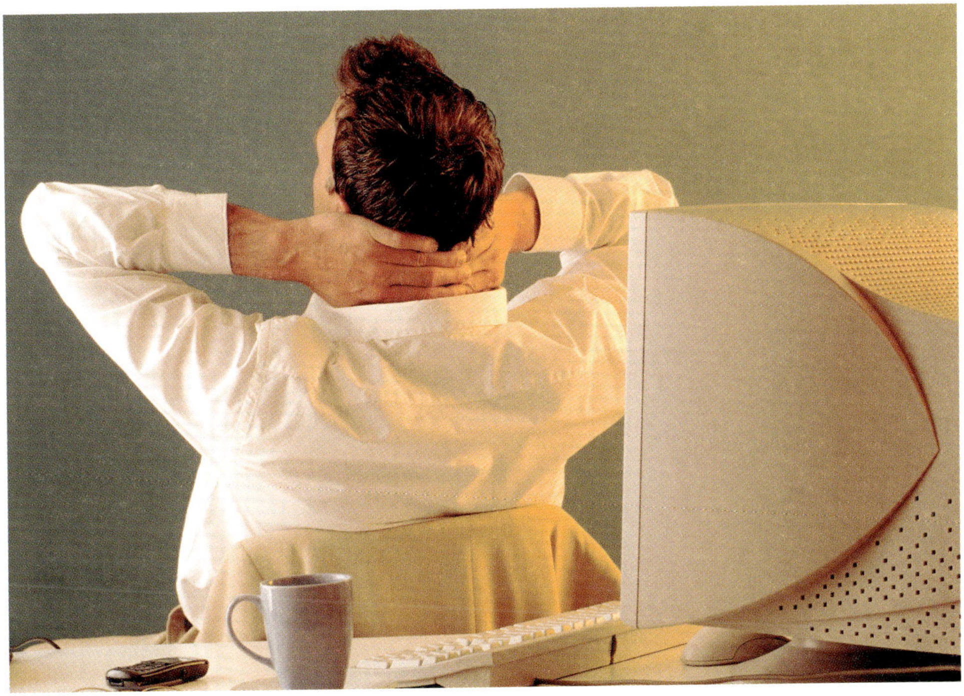

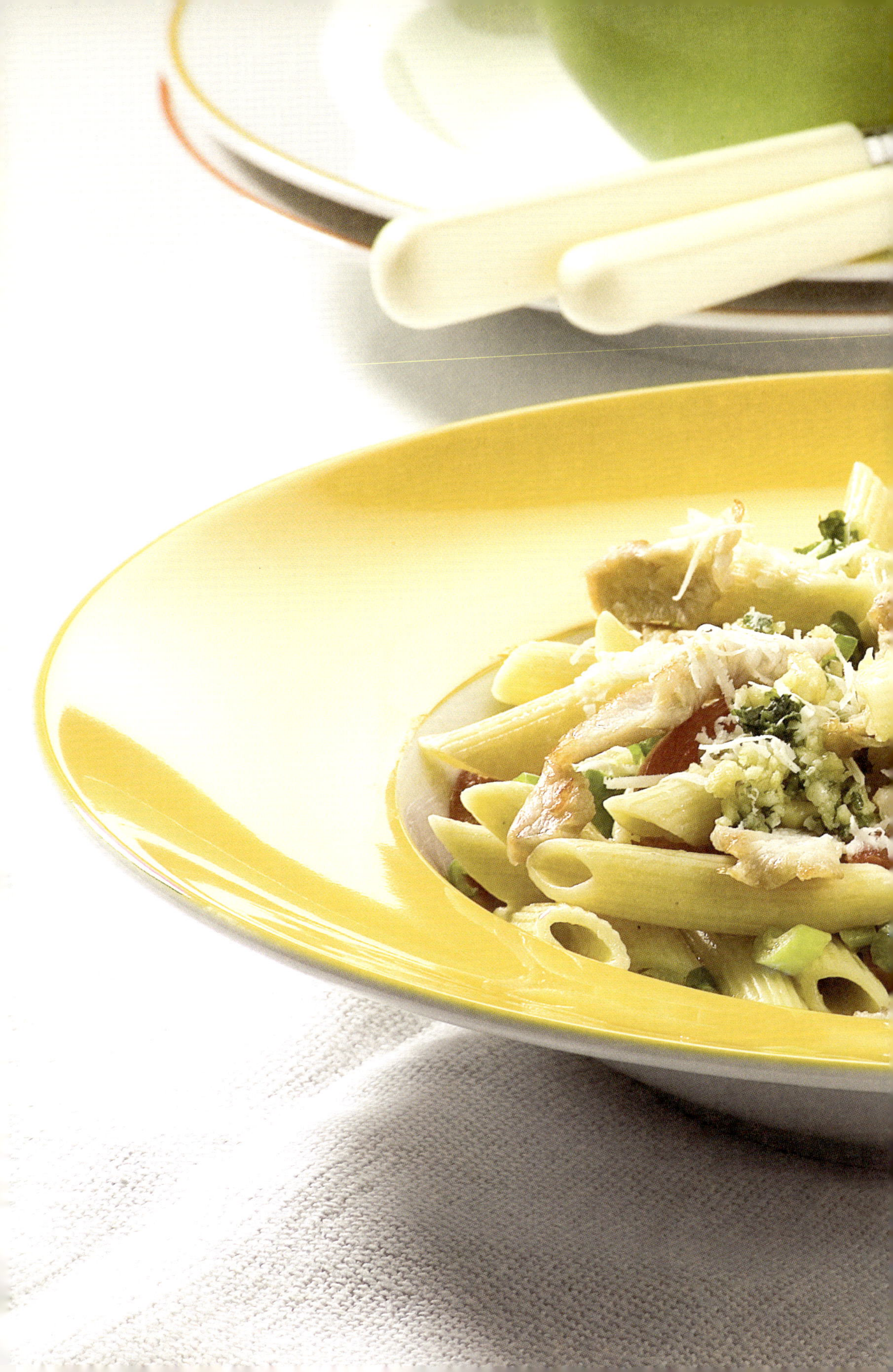

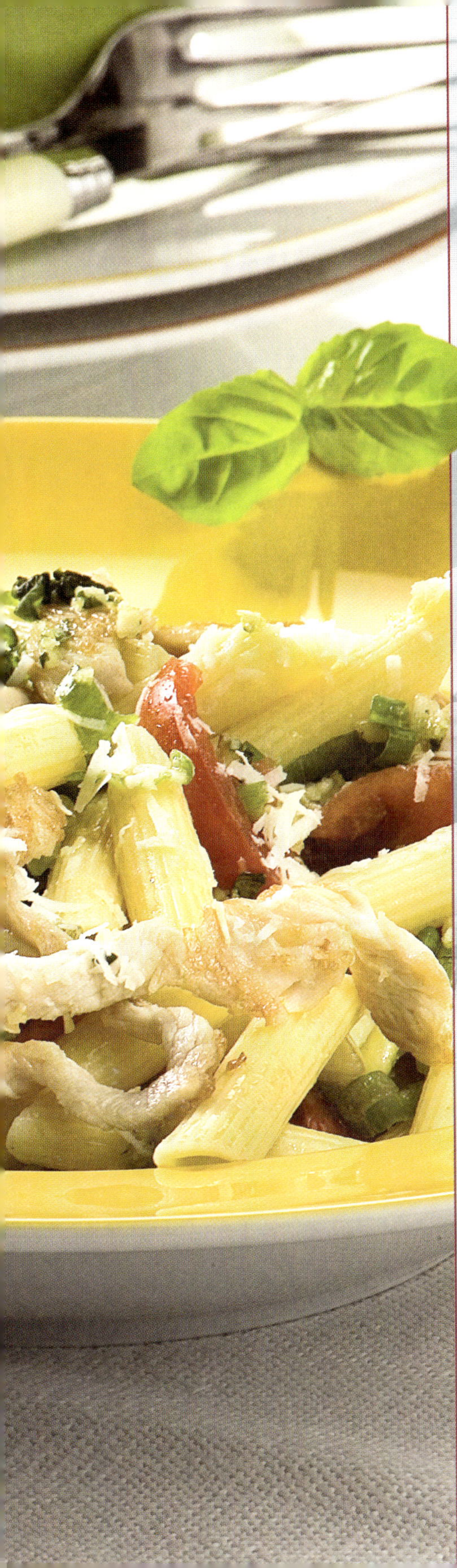

Lecker kochen – leicht zunehmen

Über 90 köstliche Rezepte sorgen dafür, dass Sie sich gesund und abwechslungsreich ernähren und dabei ideal zunehmen. Die Gerichte sind einfach und schnell zubereitet.

In diesem großen Kapitel finden Sie viele unterschiedliche Rezepte, die sich in einigen wichtigen Eigenschaften ähneln:

Sie können damit ideal zunehmen und sich abwechslungsreich und gesund ernähren. Die Rezepte sind, wenn nicht anders angegeben, für eine Person berechnet. Sollten Sie für mehrere Personen kochen, lassen sich die Mengen ganz einfach vervielfachen. Zudem helfen Ihnen Alternativvorschläge, die Rezepte auch mit weniger Kalorien problemlos zuzubereiten. Für diese unkomplizierten Single-Rezepte brauchen Sie selten länger als 30 Minuten in der Küche zu stehen, hinzu kommen nur noch Back- oder Kochzeiten, während dessen Sie aber schon den Tisch decken oder ein Buch lesen können. Das Einkaufen dauert auch nicht lange, weil nur Zutaten nötig sind, die Sie in jedem guten Supermarkt bekommen sollten. Da entfällt die lange Suche nach exotischen Lebensmitteln in Spezialitätenshops, Asienläden oder bei Feinkosthändlern. Und wenn Sie einmal etwas nicht bekommen oder eine Zutat nicht Ihren Geschmack trifft, dann trauen Sie sich, die Rezepte nach Ihren Vorlieben zu verändern. Sie werden erleben, wie lecker das Zunehmen schmecken kann. Bleibt eigentlich nur noch, Ihnen einen guten Appetit zu wünschen.

Vergessen Sie bei all den Rezepten aber nicht, mindestens 1,5 l Flüssigkeit täglich zu trinken. Zu den Mahlzeiten wie zwischendurch eignet sich jeder Frucht- und Gemüsesaft, aber auch selbst Gemixtes. Hier bieten Ihnen die Rezepte auf den Seiten 77 und 78 ein paar Anregungen. Wenn Sie während des Essens viel trinken, erleichtern Sie das Schlucken, helfen der Verdauung und können mehr verzehren als ohne Getränke. Außerdem versorgen Säfte Ihren Körper mit Kohlenhydraten als Fitmacher und mit vielen Vitalstoffen wie Kalium, Vitamin A und C.

Empfehlenswerte Fertigprodukte zum Zunehmen, wenn's schnell gehen muss oder wenn Sie nicht zum Kochen kommen:

- Fruchtdrinks mit Milch, Jogurt, Molke & Co.
- Mini-Pizzas, überbackene Baguettes oder Flammkuchen aus der Tiefkühltruhe oder vom Bäcker
- Fertigteige für Pizzas, Blätterteiggebäck, Strudel, Pfannkuchen ...
- Tiefkühlmenüs
- Reis-, Pudding-, Frucht oder Sahnejogurt-Dessert aus dem Kühlregal
- Soßen und Dips aus dem Glas, der Flasche, dem Frischhalte-Pack oder dem Plastikbecher
- Fertigsalate aus dem Becher
- Fischkonserven

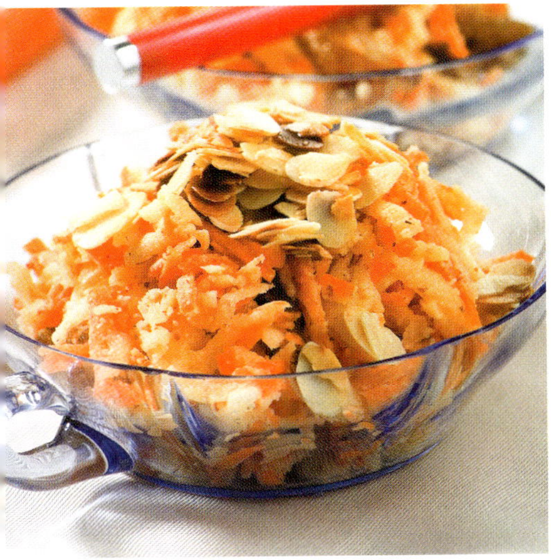

Müsli-Klassiker

1 Banane · 200 ml Vollmilch · 1 EL Mandelmus
1 Apfel · 5 EL kernige Haferflocken
1 EL Sonnenblumenkerne

Banane schälen, halbieren, eine Hälfte in Scheiben schneiden, die andere mit Milch und Mandelmus pürieren. Apfel waschen, vierteln und Kerngehäuse herausschneiden. Apfelviertel klein schneiden, mit den Bananenscheiben unter die Haferflocken rühren und mit der Bananenmilch übergießen. Sonnenblumenkerne ohne Fett kurz in einer Pfanne erhitzen und über das Müsli streuen.

Nährwerte	kcal	Eiweiß	Fett	KH	Ballastst.
	578	19 g	21 g	76 g	8 g

Tipps für besondere Bedürfnisse

- Bei Milchunverträglichkeit statt Milch Apfelsaft oder Sojamilch nehmen.
- Bei Schluckbeschwerden Banane pürieren, statt Apfel 100 ml Apfelsaft und statt kerniger Haferflocken Schmelzflocken verwenden, die sich zu einem Brei auflösen. Sonnenblumenkerne fallen weg.
- Bei Überempfindlichkeit gegenüber Fruchtsäuren zu den bereits angerösteten Sonnenblumenkernen die klein geschnittenen Apfelstücke geben, wenige Minuten bei geringer Hitze dünsten, alles unter das Müsli geben.
- Bei Glutenunverträglichkeit statt der Haferflocken glutenfreie Maisflocken verwenden.

Alternative mit weniger Kalorien

Bananenmilch ohne Mandelmus zubereiten und Sonnenblumenkerne weglassen.

Frühstück: Fitness-Starter für einen aktiven Tag

Gleich nach dem Aufstehen hilft ein gutes Frühstück, den Tag mit Schwung zu beginnen. Kohlenhydrate füllen die in der Nacht geleerten Vorräte wieder auf und die braucht der Körper, wenn er mit Konzentration und Kraft die Aufgaben bewältigen soll, die jeden Tag auf ihn warten.

Exotischer Beerenquark

50 g Johannisbeeren (Ribiseln)
oder eine andere Beerenart
75 g Sahnequark · 2 EL Zucker
1 EL Kokosflocken
1 großes Vollkornbrötchen (70 g)

Johannisbeeren waschen, putzen, mit einer Gabel von den Zweigen trennen und mit Quark, Zucker und Kokosflocken verrühren. Brötchen aufschneiden und dick mit dem Beerenquark bestreichen.

Nährwerte	kcal	Eiweiß	Fett	KH	Ballastst.
	426	14 g	15 g	57 g	10 g

Tipps für besondere Bedürfnisse

- Bei Schluckbeschwerden oder Glutenunverträglichkeit Beerenquark ohne Brötchen essen. Dafür den Quark mit etwas Sahne cremig rühren.
- Bei Milchunverträglichkeit statt Sahnequark Sojacreme nehmen und mit Kokoscreme anrühren.
- Bei Überempfindlichkeit gegenüber Fruchtsäuren Beeren kurz dünsten oder Beeren aus dem Glas nehmen.

Alternative mit weniger Kalorien

Kokosflocken weglassen und statt Sahnequark einen Magerquark nehmen, der mit etwas Mineralwasser cremig gerührt wird.

Gemüsebrote

2 Scheiben Vollkornbrot · 1 Cocktailtomate
1/2 kleiner, roter Paprika · 1/2 Bund Schnittlauch
1 weiche Avocado · 1/2 TL Zitronensaft
50 ml Sahnequark · Salz, Pfeffer · 200 ml Obstsaft

Vollkornbrote kurz toasten. Tomate und Paprika waschen, Paprika von Kerngehäuse und weißen Innenhäuten befreien. Tomate und Paprika in sehr kleine Würfel schneiden. Schnittlauch waschen, trockenschwenken und sehr fein hacken. Avocado halbieren, Kern entnehmen, das Fruchtfleisch heraustrennen und mit einer Gabel pürieren, sofort mit Zitronensaft, Gemüsewürfeln und Quark verrühren. Mit Salz und Pfeffer würzen. Brot dick mit der Gemüse-Mischung bestreichen. Saft dazu trinken.

Nährwerte	kcal	Eiweiß	Fett	KH	Ballastst.
	578	14 g	30 g	59 g	12 g

Tipps für besondere Bedürfnisse

- Bei Überempfindlichkeit gegenüber Fruchtsäuren Tomate und Paprika weglassen, stattdessen 1 TL Tomatenmark und 2 EL Paprikapaste (Ajvar) unter die Avocadomasse rühren.
- Bei Milchunverträglichkeit Sahnequark durch Sojacreme ersetzen.
- Bei Schluckbeschwerden oder Glutenunverträglichkeit den Aufstrich als Creme essen und das Brot weglassen.
- Bei Glutenunverträglichkeit kann man auch ein glutenfreies Brot aus dem Reformhaus verwenden.

Alternative mit weniger Kalorien

Avocado weglassen, Gemüsestücke in Hüttenkäse statt in Avocadocreme einrühren.

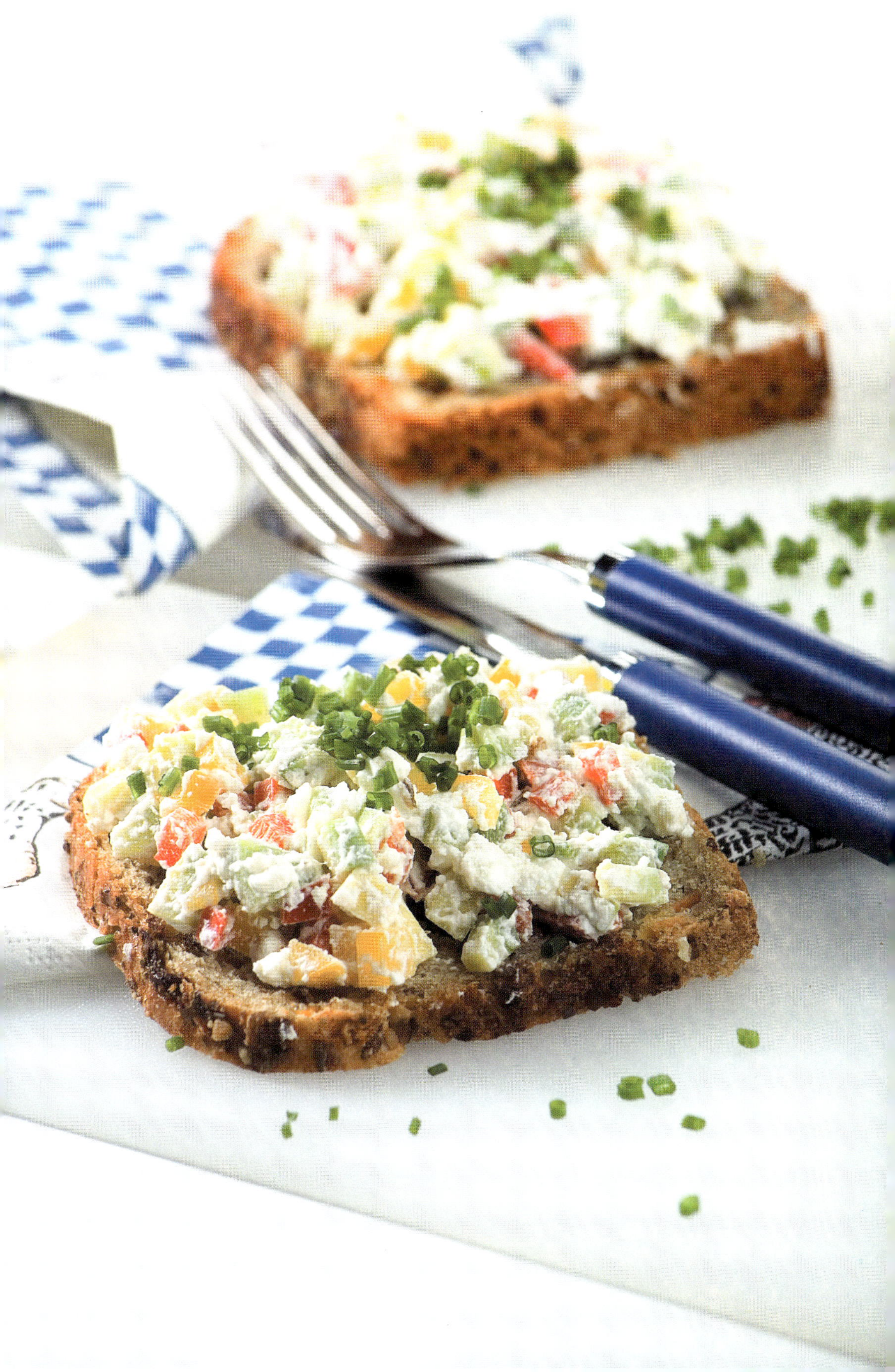

Herzhaftes Olivenbrot

2 Toastbrotscheiben · 1 EL Olivenöl
2 große Salatblätter · 50 g Brie
6 eingelegte Oliven ohne Kern
Salz · Pfeffer · 200 ml Apfel- oder Orangensaft

Toastbrot in heißem Olivenöl goldbraun rösten und abkühlen lassen. Salatblätter waschen und trockenschwenken. Brie in dicke Scheiben, Oliven in dünne Scheiben schneiden. Salatblätter, Brie und Olivenscheiben auf den Toastbrotscheiben verteilen und mit Salz und Pfeffer würzen. Dazu den Saft trinken.

Nährwerte	kcal	Eiweiß	Fett	KH	Ballastst.
	491	15 g	30 g	40 g	3 g

Tipps für besondere Bedürfnisse

- Wer Milchprodukte schwer verträgt, kann statt Brie auch marinierte Paprikastreifen aufs Toastbrot legen.
- Bei Schluckbeschwerden Brot weglassen. Salat klein schneiden. Brie und Oliven mit einer Gabel zerdrücken, mit Salatstreifen und übrigen Zutaten verrühren, als Creme essen.
- Bei Glutenunverträglichkeit glutenfreies Brot aus dem Reformhaus verwenden.

Alternative mit weniger Kalorien

Das Toastbrot wird nicht in Olivenöl geröstet und der Brie wird durch Frischkäse mit 5 % Fett ersetzt.

Orangen-Knäcke

1 EL Mandelblättchen · 2 Orangen
2 Scheiben Knäckebrot · 1 EL Butter
2 EL Sahnequark · 1 TL Honig
200 ml Apfelsaft

Mandelblättchen ohne Fett in einer Pfanne bräunen. Orangen sorgfältig schälen, so dass keine weißen Häutchen mehr zurückbleiben, die Orangenfilets an den Zwischenhäuten entlang herausschneiden und klein schneiden.

Knäckebrotscheiben mit Butter bestreichen. Quark mit Honig und Orangenfilets verrühren, auf die Knäckebrote streichen und mit Mandelblättchen bestreuen.

Den Apfelsaft dazu trinken.

Nährwerte	kcal	Eiweiß	Fett	KH	Ballastst.
	454	9 g	18 g	59 g	7 g

Tipps für besondere Bedürfnisse

- Bei Überempfindlichkeit gegenüber Fruchtsäuren abgetropfte Mandarinenstückchen aus der Dose nehmen und eventuell den Apfelsaft gegen Voll- oder Sojamilch austauschen.
- Bei Milchunverträglichkeit Sahnequark durch jogurtähnliches Sojadessert ersetzen.
- Bei Schluckbeschwerden oder Glutenunverträglichkeit Knäckebrote weglassen und die Zutaten ohne die Butter pürieren und als Creme essen.

Alternative mit weniger Kalorien

Butter weglassen und statt Sahnequark Magerquark verwenden.

Lachsbrötchen mit Senfbutter

1 EL weiche Butter · 1 TL mittelscharfer Senf
Salz · Pfeffer · 1 großes Baguettebrötchen
1 kleine Zwiebel · 50 g Räucherlachs
1/2 Bund Dill · 200 ml Fruchtsaft

Butter mit Senf verrühren, mit Salz und Pfeffer würzen und auf die beiden Hälften des Brötchens streichen. Zwiebel schälen, in Ringe schneiden, auf die Brötchen legen und mit Räucherlachs bedecken. Dill waschen, trockenschwenken, grob hacken und auf die Brötchen streuen. Fruchtsaft dazu trinken.

Nährwerte	kcal	Eiweiß	Fett	KH	Ballastst.
	536	22 g	20 g	64 g	3 g

Tipps für besondere Bedürfnisse

- Bei Schluckbeschwerden oder Glutenunverträglichkeit Brötchen weglassen, Räucherlachs klein schneiden und mit Butter, Senf, gehackter Zwiebel, Dill und etwas Sahne zu einer Creme verrühren.
- Bei Glutenunverträglichkeit kann man auch ein glutenfreies Brot aus dem Reformhaus verwenden.
- Bei Überempfindlichkeit gegen Fruchtsäuren Fruchtsaft durch Milchgetränk ersetzen.

Alternative mit weniger Kalorien

Butter weglassen, Senf direkt auf den Lachs streichen.

Kiwi-Gorgonzola-Sandwich

4 Scheiben Toastbrot · 2 EL weiche Butter
1 EL fein gehackte Walnüsse · 1/2 TL Honig
2 Salatblätter · 40 g Gorgonzola
1 große Kiwi · Salz · Pfeffer · 200 ml Apfelsaft

Toastbrot rösten. Butter mit gehackten Walnüssen und Honig verrühren, auf die Toastbrotscheiben streichen. Salatblätter waschen, trockenschwenken und auf zwei Brotscheiben legen, Gorgonzola halbieren und auf die Salatblätter legen. Kiwi schälen, in dicke Scheiben schneiden und ebenfalls auf die Salatblätter geben. Mit Salz und Pfeffer würzen und mit restlichen Toastbrotscheiben bedecken. Saft dazu trinken.

Nährwerte	kcal	Eiweiß	Fett	KH	Ballastst.
	657	18 g	30 g	74 g	5 g

Tipps für besondere Bedürfnisse

- Bei Schluckbeschwerden oder Glutenunverträglichkeit Brot und Salatblätter weglassen, Gorgonzola, Butter, Walnüsse und Honig verrühren, diese Creme mit Kiwischeiben essen.
- Bei Glutenunverträglichkeit kann man auch ein glutenfreies Brot oder Reiswaffeln aus dem Reformhaus verwenden.
- Bei Überempfindlichkeit gegenüber Fruchtsäuren auf Kiwi verzichten und statt Apfelsaft Milch trinken.

Alternative mit weniger Kalorien

Butter und Walnüsse weglassen, statt Gorgonzola Hüttenkäse verwenden und Kiwischeiben durch Bananenscheiben ersetzen (Kiwi-Enzyme lassen Hüttenkäse bitter schmecken!).

Apfel-Kokos-Müsli

200 ml Dickmilch (Sauermilch)
1 TL Zitronensaft · 2 EL Rosinen
2 EL Kokosflocken · 1 Apfel
4 EL kernige Haferflocken
1 EL Zucker · 200 ml Obstsaft

Dickmilch mit Zitronensaft und Rosinen verrühren. Kokosflocken ohne Fett in einer Pfanne bräunen. Apfel vierteln, Kerngehäuse herausschneiden und die Viertel klein schneiden. Apfelstücke, Kokosflocken, Haferflocken und Zucker unter die Dickmilch-Masse rühren. Den Saft dazu trinken.

Nährwerte	kcal	Eiweiß	Fett	KH	Ballastst.
	648	15 g	24 g	91 g	9 g

Tipps für besondere Bedürfnisse

- Bei Milchunverträglichkeit statt Milch laktosefreie Milch oder Sojamilch nehmen.
- Bei Schluckbeschwerden anstelle der Haferflocken 1 EL Schmelzflocken verwenden, 100 ml Apfelsaft statt des Apfels nehmen und Zutaten pürieren.
- Bei Überempfindlichkeit gegenüber Fruchtsäuren Saft gegen Bananenmilch (1 Banane mit 200 ml Voll- oder Sojamilch und 1 Päckchen Vanillezucker pürieren) austauschen.
- Bei Glutenunverträglichkeit statt der Haferflocken glutenfreie Maisflocken verwenden.

Alternative mit weniger Kalorien

200 ml fettarme Dickmilch nehmen, auf die Kokosflocken verzichten und stattdessen mit Zimt würzen.

Möhrenmüsli mit Mandelmus

1 EL Mandelblättchen · 1 Möhre (Karotte)
Zitronensaft · 3 EL Rosinen
1 kleiner Apfel
250 ml Apfelsaft
2 EL Mandelmus

Mandelblättchen ohne Fett hellbraun rösten. Möhre schälen, raspeln und mit Zitronensaft und Rosinen vermengen. Apfel schälen, vom Kerngehäuse befreien, ebenfalls raspeln und unterrühren. 50 ml Apfelsaft mit Mandelmus pürieren und zum Müsli geben. Mit Mandelblättchen bestreuen. Restlichen Apfelsaft zum Müsli trinken.

Nährwerte	kcal	Eiweiß	Fett	KH	Ballastst.
	467	10 g	17 g	65 g	10 g

Tipps für besondere Bedürfnisse

- Bei Schluckbeschwerden Möhre und Apfel durch jeweils 100 ml Saft ersetzen und mit den übrigen Zutaten pürieren.
- Bei Überempfindlichkeit gegenüber Fruchtsäuren geraspelten Apfel kurz zu den Mandelblättchen geben und dünsten. Apfelsaft durch Milch oder Sojamilch ersetzen.

Alternative mit weniger Kalorien

Mandelmus weglassen und nur 1 EL Rosinen nehmen.

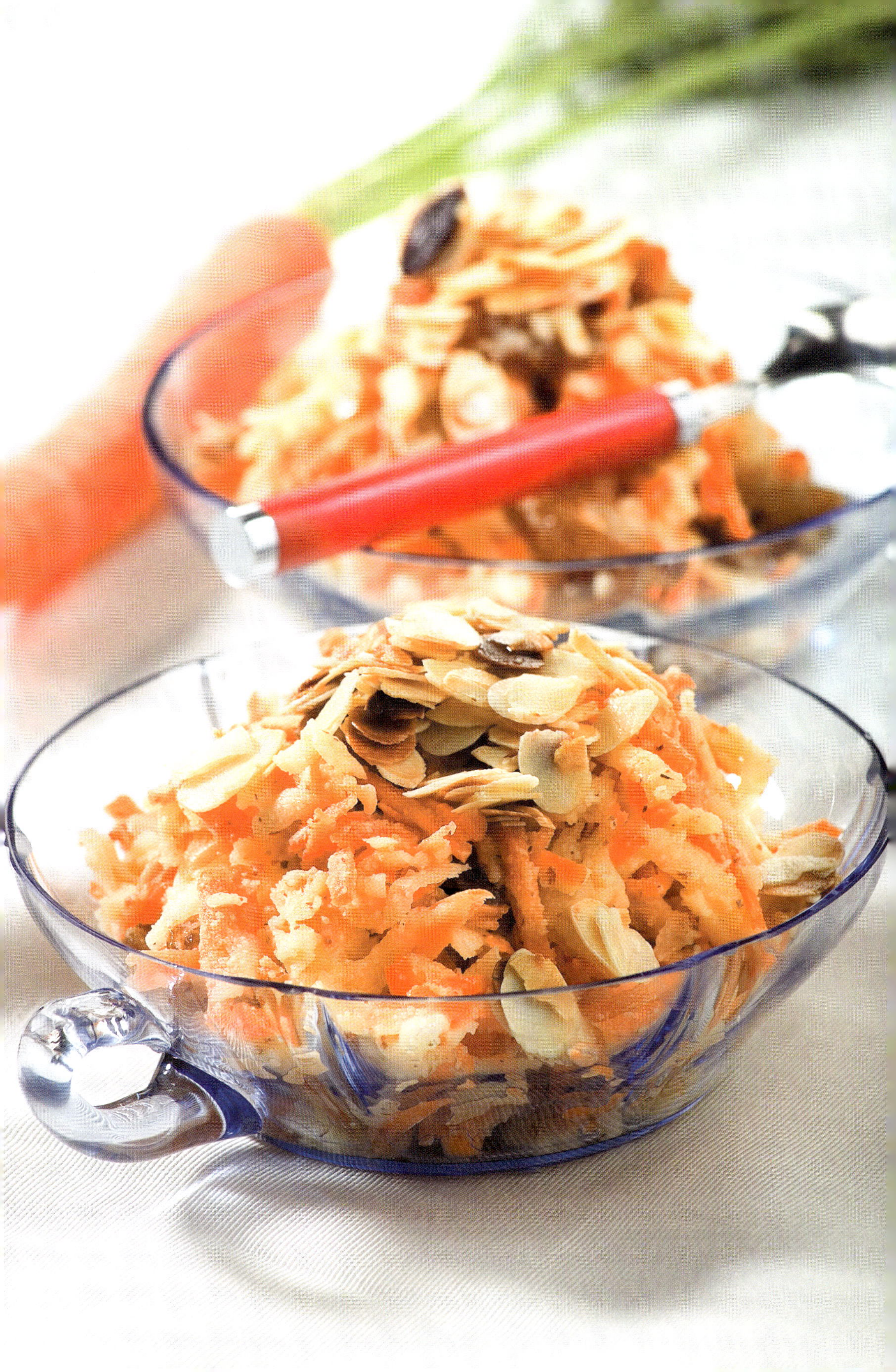

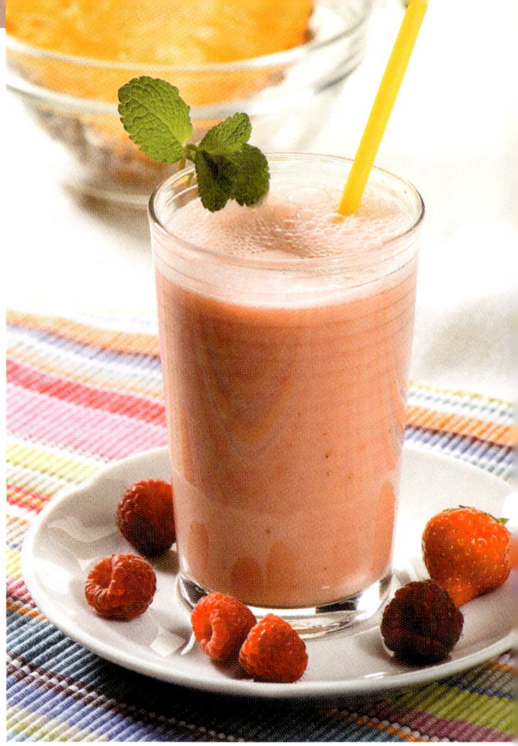

Pfannkuchen-Frühstück

100 g Mehl · 1 großes Ei · 150 ml Vollmilch
2 Päckchen Vanillezucker · 1 TL Rapsöl
2 EL Mandelmus · Zimtpulver · 1 Banane

Mehl, Ei und Milch mit Vanillezucker verrühren, kurz quellen lassen und daraus im heißen Öl zwei Pfannkuchen (Omeletten) ausbacken.

Mandelmus dünn auf die Pfannkuchen streichen, mit etwas Zimt bestreuen. Banane schälen, in Scheiben schneiden, auf einem Pfannkuchen verteilen und mit dem anderen bedecken.

Nährwerte	kcal	Eiweiß	Fett	KH	Ballastst.
	841	30 g	29 g	112 g	8 g

Tipps für besondere Bedürfnisse

- Bei Glutenunverträglichkeit zwei Pfannkuchen ohne Mehl aus 2 Eiern und 3 TL Vollmilch mit Vanillezucker backen.
- Bei Milchunverträglichkeit entweder laktosefreie Milch oder Sojamilch verwenden.
- Bei Verstopfung Banane gegen 2 Kiwis austauschen.

Alternative mit weniger Kalorien

Magermilch verwenden sowie auf Butter und Mandelmus verzichten; Pfannkuchen nur mit Zimt bestreuen und mit Bananenscheiben belegen.

Dips, Drinks und Süßes

Immer eine Kleinigkeit dabei haben, für den Happen zwischendurch. Damit können Sie so manche leckere Kalorie aufnehmen. Dazu sind cremige Dips, süffige alkoholfreie Drinks und süße Kleinigkeiten genau richtig. Luftdicht in einem kleinen Behälter verschlossen, können Sie diese Leckereien überall mitnehmen. Die Dips schmecken auch mit knackigem Gemüse oder zu Brot, Chips und Kräckern. Auf die süßen Cremes haben Sie selbst nach einem reichhaltigen Mittagessen noch Appetit und die selbst gemixten Fruchtdrinks liefern mit ihren reichlichen Vitalstoffen jede Menge Lebensenergie. Damit holen Sie sich aus dem Tagestief wieder heraus. Nehmen Sie also von den folgenden Fitmacher-Rezepten, die für eine Portion berechnet sind, gleich die doppelte Menge, dann haben Sie immer einen Vorrat.

Obatzter

100 g vollreifer, weicher Camembert
1 EL weiche Butter · 1 kleine Zwiebel
1/2 TL Rosenpaprika · Salz · Pfeffer
Kümmelpulver

Camembert von der Rinde befreien, mit einer Gabel zerdrücken und Butter unterrühren. Zwiebel schälen, sehr fein hacken und unter die Camembert-Butter-Masse geben. Mit Paprikapulver, Salz, Pfeffer und Kümmel kräftig würzen.

Nährwerte	kcal	Eiweiß	Fett	KH	Ballastst.
	368	21 g	31 g	1 g	0 g

Tipp für besondere Bedürfnisse

- Bei Milchunverträglichkeit anstelle des Obatzten einen Leberaufstrich herstellen. Dazu 100 g Kalbsleberstückchen braten, mit getrocknetem Oregano pürieren und wie beschrieben mit Butter, Zwiebel und den anderen Zutaten verarbeiten. Rosenpaprika allerdings weglassen.

Alternative mit weniger Kalorien

Auf Butter verzichten und Camembert zur Hälfte durch Magerquark ersetzen.

Heringsquark

1 Heringsfilet · 1 kleine Zwiebel
1/2 Bund Petersilie
2 EL Sahnequark
1/2 TL Zitronensaft
Apfelsaft · Salz · Pfeffer

Fisch von eventuellen Gräten befreien und sehr fein schneiden. Zwiebel schälen und fein hacken. Petersilie waschen, trockenschwenken und ebenfalls sehr fein hacken. Quark mit Zitronensaft, Zwiebeln, Fisch und Petersilie verrühren, eventuell mit etwas Apfelsaft sämig rühren. Mit Salz und Pfeffer würzen.

Nährwerte	kcal	Eiweiß	Fett	KH	Ballastst.
	370	22 g	28 g	8 g	0 g

Tipp für besondere Bedürfnisse

- Bei Milchunverträglichkeit Quark gegen das Püree einer halben, zerdrückten Avocado austauschen und sofort den Zitronensaft in das frisch zubereitete Avocadopüree rühren.

Alternative mit weniger Kalorien

Sahnequark gegen Magerquark austauschen.

Linsencreme

5 EL rote Linsen · 200 ml Gemüsebrühe
1/2 TL Oregano, getrocknet
1 Knoblauchzehe · 2 EL Olivenöl
1 EL Apfelessig · Salz · Pfeffer

Linsen in Gemüsebrühe aufkochen, Oregano zugeben und bei geringer Hitze zugedeckt etwa 15 Minuten quellen lassen, dabei gelegentlich umrühren. Knoblauch schälen, durch eine Presse drücken und mit dem Olivenöl zu den gekochten Linsen geben. Mit Apfelessig, Salz und Pfeffer würzen und im noch heißen Topf auskühlen lassen.

Nährwerte	kcal	Eiweiß	Fett	KH	Ballastst.
	364	15 g	21 g	29 g	6 g

Tipp für besondere Bedürfnisse

- Bei Verdauungsbeschwerden verzichten Sie lieber auf diesen Aufstrich.

Alternative mit weniger Kalorien

Auf Butter und Olivenöl verzichten.

Schnittlauchcreme

1 Bund Schnittlauch · 1 Knoblauchzehe
30 g Crème fraîche · 30 g Sahnequark
1/2 TL Zitronensaft · Salz · Pfeffer

Schnittlauch waschen, trockenschwenken und sehr fein hacken. Knoblauch schälen, durch eine Presse drücken und mit Crème fraîche, Quark, Zitronensaft und Schnittlauch verrühren. Mit Salz und Pfeffer würzen.

Nährwerte	kcal	Eiweiß	Fett	KH	Ballastst.
	132	4 g	12 g	2 g	1 g

Tipp für besondere Bedürfnisse

- Bei Milchunverträglichkeit Schnittlauchcreme mit Mandeln und Pinienkernen herstellen. Dazu Crème fraîche und Sahnequark durch geröstete Pinienkerne und geschälte Mandeln ersetzen. Nüsse hacken und mit Schnittlauch pürieren. Zitronensaft mit 1 EL Ketchup unterrühren.

Alternative mit weniger Kalorien

Crème fraîche und Sahnequark durch Magerquark ersetzen.

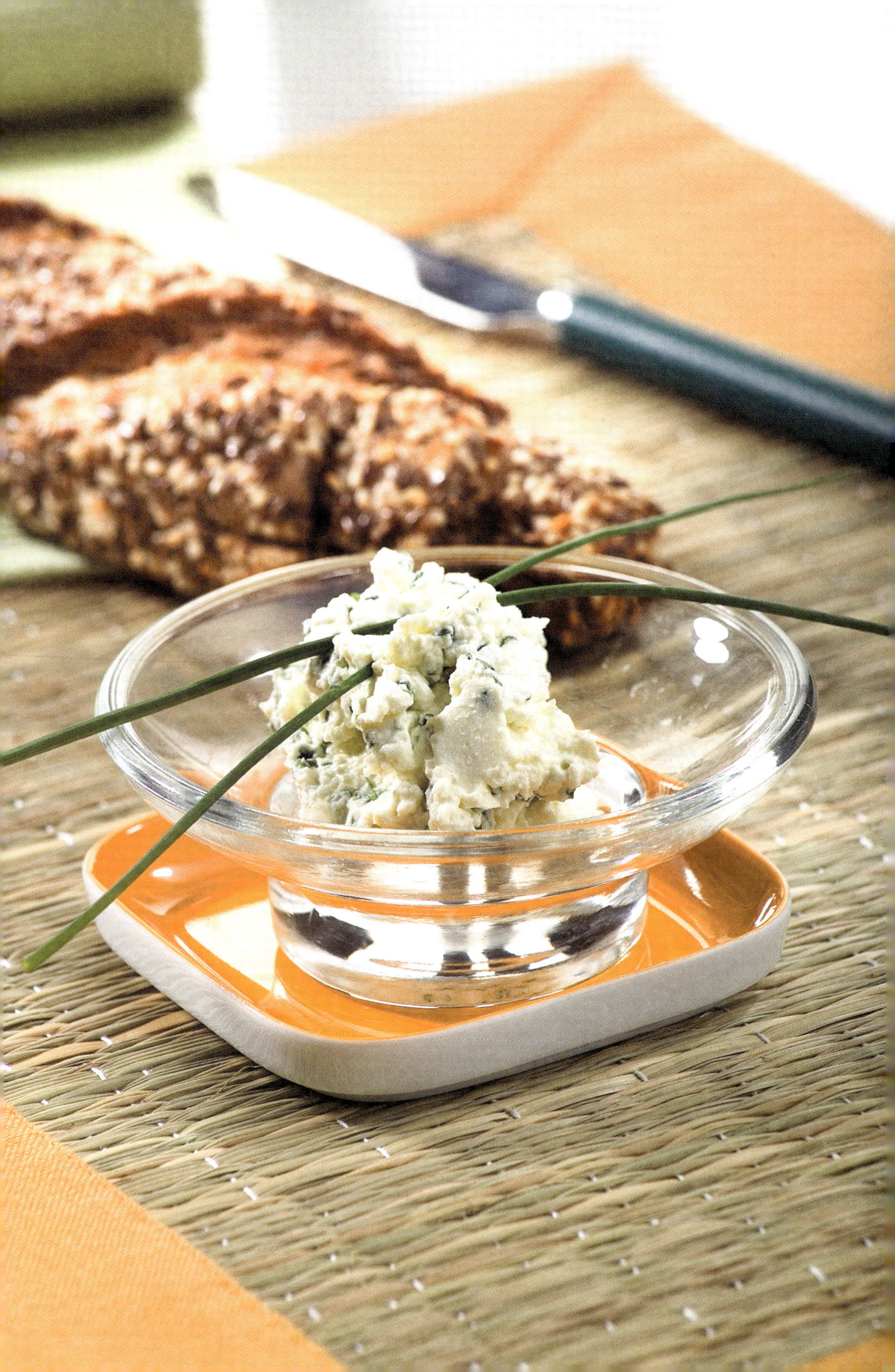

Möhren-Nuss-Creme

30 g Walnusskerne · 1 kleine Möhre (Karotte)
1/2 TL Zitronensaft · 50 g Sahnequark
Salz · Pfeffer

Walnusskerne ohne Fett in einer Pfanne bräunen. Möhre schälen, raspeln und mit Zitronensaft, Sahnequark und Walnusskernen pürieren. Mit Salz und Pfeffer würzen.

Nährwerte	kcal	Eiweiß	Fett	KH	Ballastst.
	294	10 g	24 g	10 g	6 g

Tipp für besondere Bedürfnisse

- Bei Milchunverträglichkeit statt Sahnequark zwei Esslöffel Mandelcreme unter die Nusscreme rühren.

Alternative mit weniger Kalorien

Sahnequark durch Magerquark ersetzen.

Aprikosencreme

100 g getrocknete Aprikosen (Marillen)
200 ml Fruchtsaft · 1 TL Zitronensaft
2 EL Sahnequark · Zimt · 1 TL Honig

Aprikosen klein schneiden, mit Fruchtsaft und Zitronensaft aufkochen und bei geringer Hitze ziehen lassen, bis der Saft völlig verkocht ist. Aprikosenstücke mit Sahnequark zu einer Creme pürieren, mit Zimt und Honig würzen.

Nährwerte	kcal	Eiweiß	Fett	KH	Ballastst.
	274	8 g	6 g	43 g	6 g

Tipp für besondere Bedürfnisse

- Bei Milchunverträglichkeit Sahnequark durch Honig ersetzen, damit es nicht zu süß wird, die Aprikosen nicht in Fruchtsaft, sondern in Wasser kochen.

Alternative mit weniger Kalorien

Aprikosenstücke ohne Sahnequark pürieren.

Kiwi-Bananen-Mandel-Creme

2 Kiwis · 1 Banane
1 Päckchen Vanillezucker · 3 EL Mandelmus

Kiwis und Banane schälen und mit übrigen Zutaten zu einer Creme pürieren.

Nähr-werte	kcal	Eiweiß	Fett	KH	Ballastst.
	356	10 g	16 g	41 g	8 g

Tipp für besondere Bedürfnisse

- Bei Überempfindlichkeit gegenüber Fruchtsäuren die Kiwis weglassen.

Alternative mit weniger Kalorien

Das Mandelmus ganz weglassen und nur einige geröstete Mandelblättchen über die Creme geben.

Sunrise

1/2 Papaya · 1 EL Mandelmus
50 ml Orangensaft · 100 ml Karottensaft

Papaya entkernen, schälen, mit Mandelmus und Orangensaft pürieren, in ein großes Glas geben und sorgfältig von der Seite mit Karottensaft aufgießen, so dass sich beides nur langsam vermischt.

Nähr-werte	kcal	Eiweiß	Fett	KH	Ballastst.
	123	5 g	5 g	13 g	4 g

Alternative mit weniger Kalorien

Das Mandelmus weglassen.

Trauben-Energy-Smoothie

1 Orange · 50 ml Apfelsaft
50 ml Traubensaft · 1 Kugel Vanilleeis

Orange auspressen mit Apfelsaft, Traubensaft und Vanilleeis kurz pürieren und eiskalt servieren.

Nähr-werte	kcal	Eiweiß	Fett	KH	Ballastst.
	144	2 g	3 g	25 g	2 g

Tipp für besondere Bedürfnisse

- Bei Milchunverträglichkeit Vanilleeis weglassen, dafür entweder ein Fruchteis ohne Milch verwenden oder 50 ml Traubensaft einfrieren und mit den übrigen Zutaten pürieren.

Alternative mit weniger Kalorien

Vanilleeis gegen Fruchteis austauschen.

Bananen-Frucht-Cocktail

1 Banane · 100 g Birnensaft
100 ml Kokoscreme · 1 Päckchen Vanillezucker

Banane schälen und mit den übrigen Zutaten pürieren.

Nähr-werte	kcal	Eiweiß	Fett	KH	Ballastst.
	327	4 g	18 g	38 g	2 g

Alternative mit weniger Kalorien

Statt Kokoscreme Magermilch nehmen oder bei Milchunverträglichkeit Sojamilch.

Grüner Kefir-Cocktail

2 Kiwis · 100 ml Traubensaft
1 TL Mandelmus · 100 g Kefir
1 Päckchen Vanillezucker

Kiwis schälen, mit Traubensaft, Mandelmus, Kefir und Vanillezucker pürieren.

Nährwerte	kcal	Eiweiß	Fett	KH	Ballastst.
	244	7 g	5 g	39 g	5 g

Tipp für besondere Bedürfnisse

- Bei Milchunverträglichkeit Kefir durch Apfelsaft ersetzen.

Alternative mit weniger Kalorien

Mandelmus weglassen.

Beeren-Power-Punsch

100 g Beeren, frisch oder tiefgekühlt
100 ml Ananassaft · 100 g Sahnejogurt
1 Päckchen Vanillezucker

Frische Beeren waschen und putzen. Tiefgekühlte Beeren kurz antauen lassen. Beeren mit Ananassaft und Jogurt pürieren, mit Vanillezucker süßen und evtl. mit etwas Wasser verdünnen.

Nährwerte	kcal	Eiweiß	Fett	KH	Ballastst.
	190	5 g	4 g	30 g	2 g

Tipp für besondere Bedürfnisse

- Bei Milchunverträglichkeit Kokoscreme statt Sahnejogurt verwenden.

Alternative mit weniger Kalorien

Sahnejogurt gegen Magermilchjogurt austauschen.

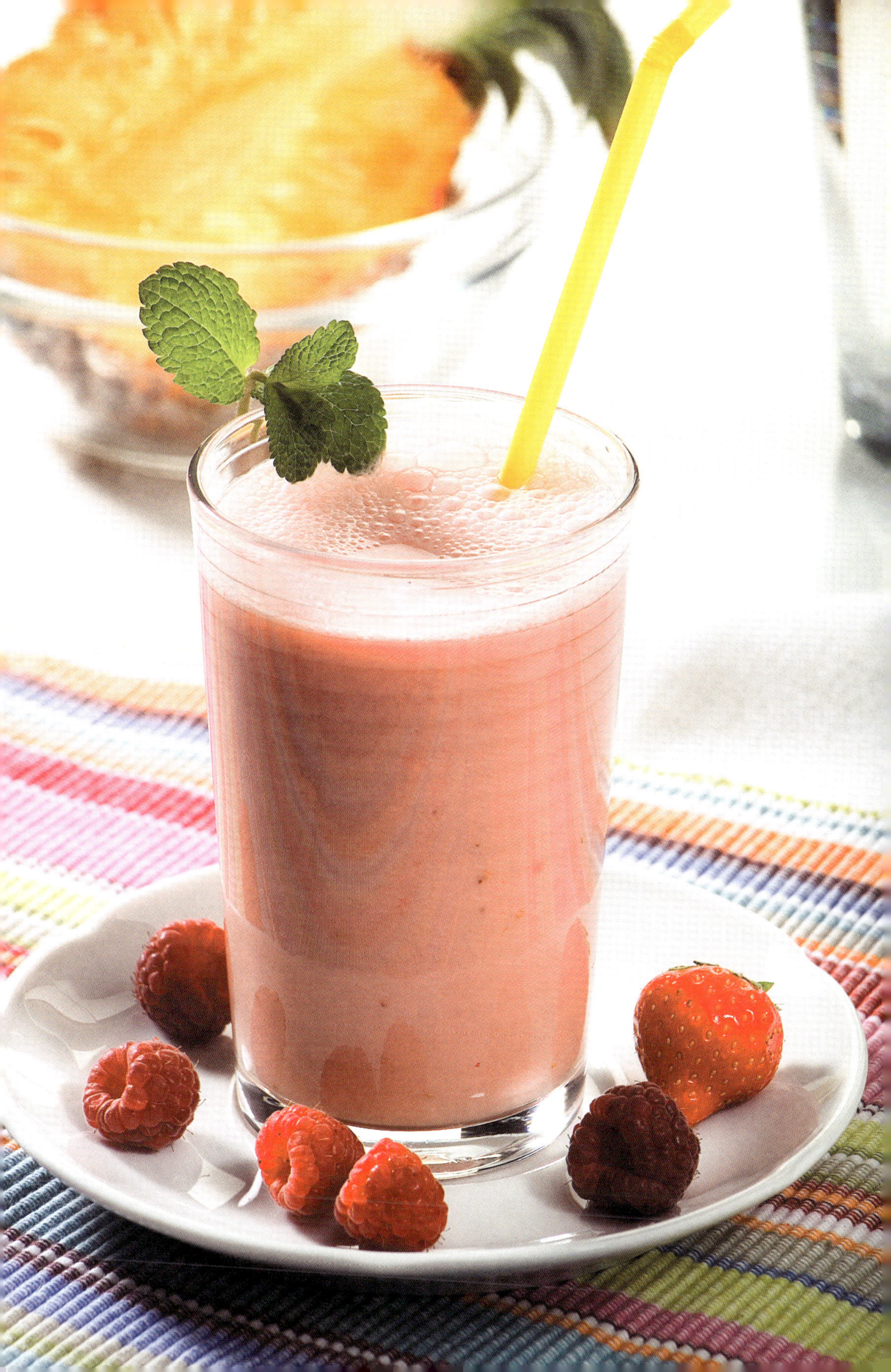

Sahne-Flammeri

100 ml Vollmilch
1/2 TL Zitronenschale
4 Päckchen Vanillezucker · 2 EL Grieß
50 ml Sahne · 1 Ei

Milch mit Zitronenschale und der Hälfte des Vanillezuckers aufkochen. Grieß zugeben, bei geringer Hitze unter Rühren quellen lassen, bis die Masse dickcremig ist. Sahne steif schlagen. Ei trennen, Eiweiß mit restlichem Vanillezucker steif schlagen. Eigelb unter die Grießcreme rühren.

Unter ständigem Rühren nochmals erhitzen, aber nicht kochen lassen.

Sahne und Eiweiß unterheben. Creme in eine Schüssel geben und im Kühlschrank zwei Stunden kühlen.

Nährwerte	kcal	Eiweiß	Fett	KH	Ballastst.
	447	14 g	25 g	41 g	1 g

Tipps für besondere Bedürfnisse

- Bei Milchunverträglichkeit statt Milch Sojamilch nehmen und Sahne weglassen.
- Bei Glutenunverträglichkeit statt Weizengrieß glutenfreien Maisgrieß nehmen.

Alternative mit weniger Kalorien

Sahne weglassen und Magermilch statt Vollmilch nehmen.

Sahnereis mit Erdbeersoße

40 g Rundkorneis · 100 ml Wasser
100 ml Vollmilch · 1 Päckchen Vanillezucker
2 EL Mandelblättchen
100 g Erdbeeren, tiefgekühlt oder frisch
1/2 TL Kartoffelstärke · 50 g Sahne

Rundkornreis in kochendes Wasser geben, bei geringer Hitze zugedeckt garen, bis das Wasser völlig aufgesaugt ist. Milch zugießen und den Reis weiterhin quellen lassen, Vanillezucker unterrühren.

Mandelblättchen in einer Pfanne ohne Fett rösten. Tiefgekühlte Erdbeeren bei geringer Hitze in einem Topf auftauen lassen oder frische Erdbeeren sorgfältig waschen, abtropfen lassen und putzen. Beeren in etwas Wasser weich kochen, Stärke in etwas kaltem Wasser anrühren, unter die Erdbeeren geben und pürieren.

Sahne steif schlagen, unter abgekühlten Milchreis geben und mit Mandeln und Erdbeersoße servieren.

Nährwerte	kcal	Eiweiß	Fett	KH	Ballastst.
	407	8 g	19 g	50 g	3 g

Tipp für besondere Bedürfnisse

- Bei Milchunverträglichkeit statt Milch Sojamilch nehmen oder bei alleiniger Milchzuckerunverträglichkeit spezielle milchzuckerfreie Milchsorte benutzen, auf Sahne verzichten.

Alternative mit weniger Kalorien

Magermilch statt Vollmilch nehmen und die Sahne weglassen.

Kokosnuss-Bananen-Creme

100 ml Kokoscreme · 1 Eigelb
3 EL Zucker · 2 Blatt Gelatine
1 kleine Banane · 1 TL Zitronensaft
1 Eiweiß · 50 g Sahne

Kokoscreme erhitzen. Eigelb mit einem Esslöffel Zucker schaumig schlagen, heiße Kokoscreme unterrühren, unter Rühren erhitzen, aber nicht kochen, bis eine dickflüssige Creme entsteht.

Gelatine in kaltem Wasser einweichen. Banane schälen und pürieren. Gelatine ausdrücken und unter die heiße Creme geben. Zitronensaft und Bananenpüree unterrühren.

Eiweiß und Sahne getrennt mit jeweils einem Esslöffel Zucker steif schlagen. Erst Sahne, dann den Eischnee unterheben und die Creme im Kühlschrank etwa drei Stunden fest werden lassen.

Nähr-werte	kcal	Eiweiß	Fett	KH	Ballastst.
	592	12 g	39 g	49 g	2 g

Tipp für besondere Bedürfnisse

- Bei Milchunverträglichkeit auf Sahne verzichten und die Creme mit zwei Eiern zubereiten.

Alternative mit weniger Kalorien

Wie bei Milchunverträglichkeit beschrieben, die Sahne weglassen.

Reis Trauttmansdorff

40 g Reis · 1 Zimtstange
150 ml Vollmilch · 2 Päckchen Vanillezucker
100 g Kirschen (aus dem Glas)
50 g Sahne

Reis mit der Zimtstange in die kochende Milch geben und zugedeckt bei geringer Hitze etwa 30 Minuten quellen lassen. Zimt herausnehmen und Reis mit Vanillezucker süßen.

Kirschen abgießen. Sahne sehr steif schlagen und unter den erkalteten Reis geben. Kirschen mit dem Reis kurz vermengen, in eine Dessertschale geben und gut gekühlt servieren.

Nähr-werte	kcal	Eiweiß	Fett	KH	Ballastst.
	512	10 g	21 g	70 g	2 g

Tipp für besondere Bedürfnisse

- Bei Milchunverträglichkeit auf Sahne verzichten und den Reis mit Sojamilch oder bei Milchzuckerunverträglichkeit mit milchzuckerfreier Milch zubereiten.

Alternative mit weniger Kalorien

Auf Sahne verzichten und statt Vollmilch Magermilch nehmen.

Orangencreme

1 EL Mandeln
1 große unbehandelte Orange
50 ml Sahne · 3 Päckchen Vanillezucker
50 g Sahnequark

Mandeln in einer Pfanne ohne Fett rösten. Orange heiß abwaschen, sehr fein abreiben und gut schälen, so dass keine weißen Reste der Haut zurückbleiben. Die kleinen Fruchtsegmente mit einem scharfen Messer entlang der Segmenthäute herausschneiden. Den dabei heraustropfenden Saft auffangen.

Sahne mit etwas Zucker steif schlagen, mit restlichem Zucker, Orangensaft, Orangenschale und Orangenfilets unter den Quark rühren, mit Mandeln servieren.

Nährwerte	kcal	Eiweiß	Fett	KH	Ballastst.
	381	9 g	26 g	28 g	4 g

Tipp für besondere Bedürfnisse

- Bei Milchunverträglichkeit Quark durch ein Vanille-Sojadessert und Sahne durch Sojacreme ersetzen.

Alternative mit weniger Kalorien

Sahnequark durch Magerquark ersetzen und Sahne weglassen.

Apfeldessert mit Sahnequark

1 großer Apfel · 1 EL Rosinen
1 Päckchen Vanillezucker · 1/2 TL Zitronensaft
1 Blatt Gelatine · 1 Eigelb
1 EL Puderzucker (Staub-) · 150 g Sahnequark

Apfel schälen, vom Kerngehäuse befreien, in schmale Spalten schneiden und in einem Topf in wenig Wasser mit Rosinen, Vanillezucker und Zitronensaft dünsten. Gelatine in kaltem Wasser einweichen. Eigelb und Puderzucker mit einem Schneebesen schaumig rühren. Gelatine kurz ausdrücken, zu den weichen Apfelspalten geben und darin auflösen. Vom Herd nehmen, erst die Eigelbmasse, dann den Sahnequark unterrühren. In eine Dessertschüssel füllen und im Kühlschrank fest werden lassen (drei Stunden).

Nährwerte	kcal	Eiweiß	Fett	KH	Ballastst.
	449	17 g	22 g	44 g	4 g

Tipp für besondere Bedürfnisse

- Bei Milchunverträglichkeit statt Quark Eischnee von zwei Eiweißen unterheben. Damit der Eischnee fest bleibt, zwei Blätter Gelatine nehmen.

Alternative mit weniger Kalorien

Statt Sahnequark Magerquark verwenden.

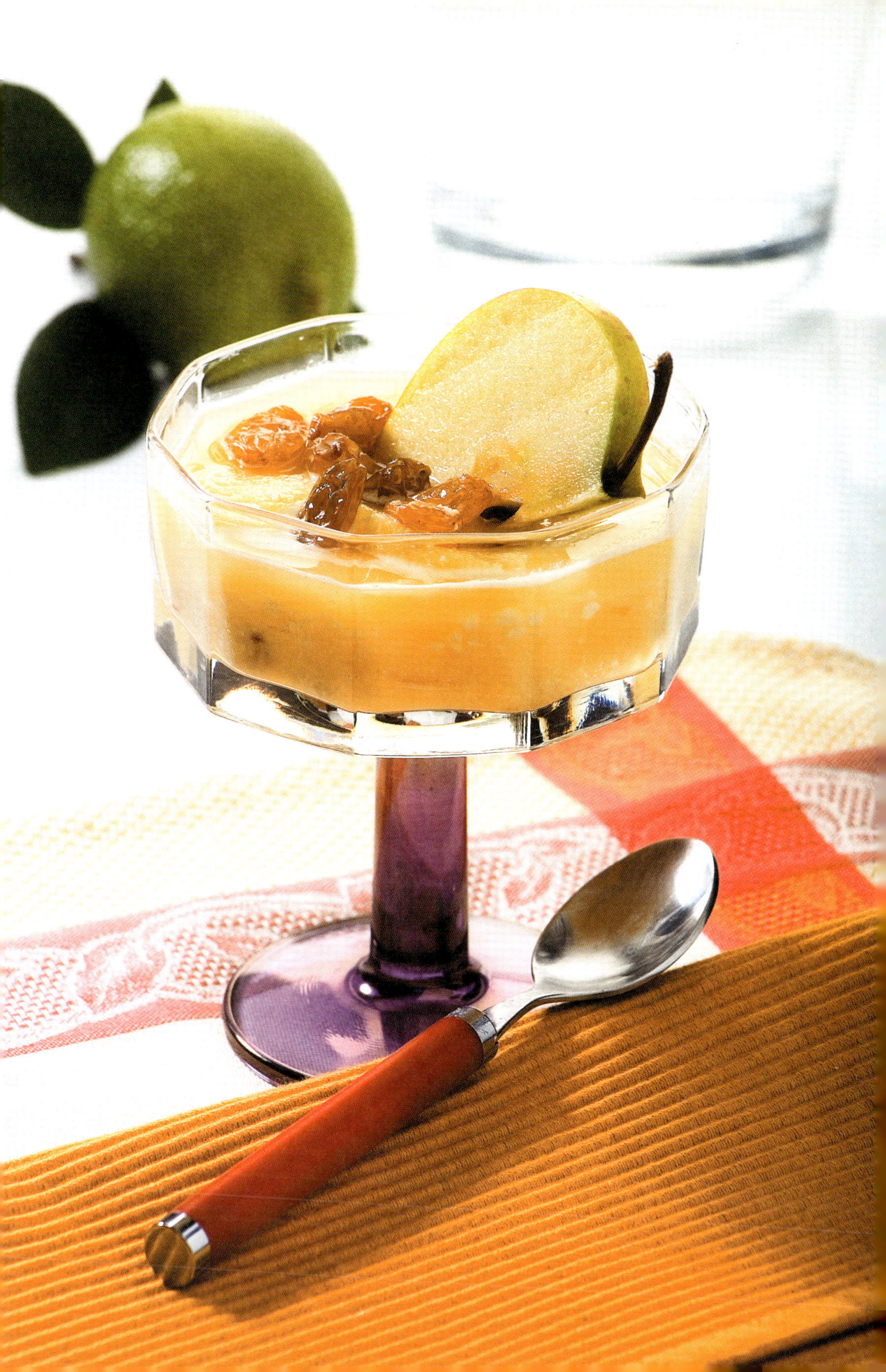

Weiße Schokomousse

2 Blatt Gelatine · 2 Eigelb
25 g Puderzucker (Staub-)
50 ml Sahne · 50 g weiße Schokolade

Gelatine in kaltem Wasser einweichen. Eigelbe und Puderzucker mit einem Schneebesen schaumig rühren. Sahne steif schlagen. Schokolade raspeln und in der Eigelbmasse unter ständigem Rühren bei geringer Hitze schmelzen. Gelatine ausdrücken, in die heiße Schoko-Eigelb-Creme einrühren und die Sahne untermengen. In eine Dessertschale geben und im Kühlschrank mindestens fünf Stunden fest werden lassen.

Nähr-werte	kcal	Eiweiß	Fett	KH	Ballastst.
	649	10 g	42 g	58 g	0 g

Tipp für besondere Bedürfnisse

- Bei Milchunverträglichkeit statt Schokomousse eine Mangomousse wie beschrieben aus Gelatine, Eigelb, 50 g Puderzucker, 50 ml Kokoscreme und dem fein pürierten Fruchtfleisch einer halben Mango zubereiten.

Alternative mit weniger Kalorien

Schokocreme statt mit Sahne mit Magerquark herstellen.

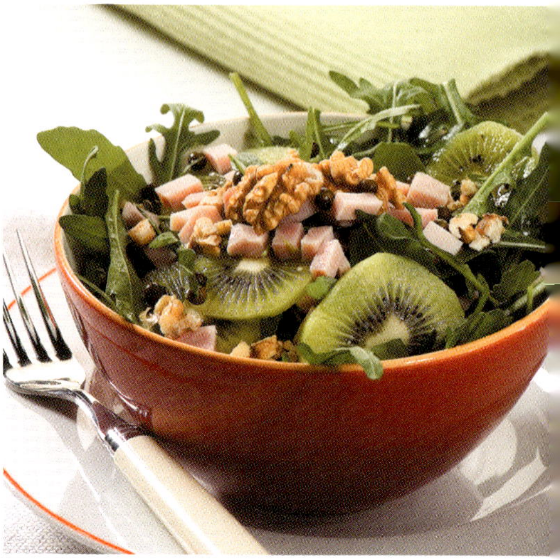

Mittagessen

Mittags sollten Sie dafür sorgen, dass Sie Ihrem Körper durch Eiweiß, Kohlenhydrate und wertvolle Fette Nährstoffe liefern, die er braucht, um weiterhin leistungsfähig zu bleiben. Dazu noch wertvolle Mineralstoffe und Vitamine durch eine abwechslungsreiche Ernährung – und Sie haben alles getan, um fit zu bleiben. Gerade Berufstätigen tut eine Vitalstoff-Spritze in Form eines frischen Mittagsmenüs gut, insbesondere wenn ihr Körper dazu neigt, schnell die Kalorien zu verschleudern. Gut in luftdicht verschließbaren, festen Kunststoffdosen verpackt und in Boxen und kleinen Bechern mit dicht schließenden Deckeln vor dem Auslaufen geschützt, lässt sich so manches leckere Menü auch mit zur Arbeit nehmen. Probieren Sie es einmal aus, damit es mittags nicht nur beim trockenen Brötchen oder einem mitgenommenen Apfel bleibt.

Tunfischsalat

1 kleine Zwiebel · 3 Zweige Petersilie · 1 Zitrone
125 g Tunfisch, in Öl eingelegt (Dose) · Salz
1 dünne, kleine Lauchstange
1 kleiner, roter Paprika · 1 Knoblauchzehe
frisch geriebener Ingwer · 50 ml Crème fraîche
Pfeffer · 1/2 kleiner Radicchio
3 Scheiben Toastbrot · 200 ml Fruchtsaft

Zwiebel schälen und in Würfel schneiden. Petersilie fein hacken. Zitrone auspressen. Tunfisch mit einer Gabel zerpflücken. Zitronensaft, Petersilie und Zwiebelwürfel zum Fisch geben, salzen und 5 Minuten durchziehen lassen. Lauch putzen, einschneiden, gründlich waschen und den weißen Teil in dicke Ringe schneiden. Paprika waschen, in kleine Würfel schneiden. Knoblauch schälen und durchdrücken, mit etwas Ingwer unter die Crème fraîche rühren. Mit Pfeffer und Salz würzen. Salat waschen, putzen und abtropfen lassen. Tunfisch mit Gemüse und Crème fraîche verrühren und zu den Salatblättern geben. Toastbrot rösten und zum Salat servieren. Dazu einen Saft trinken.

Nährwerte	kcal	Eiweiß	Fett	KH	Ballastst.
	906	33 g	57 g	62 g	8 g

Tipps für besondere Bedürfnisse

- Bei Milchunverträglichkeit Crème fraîche durch Kokoscreme ersetzen.
- Bei Schluckbeschwerden Radicchio weglassen und den Tunfisch mit den übrigen Zutaten grob pürieren und als Creme essen.

Alternative mit weniger Kalorien

Crème fraîche gegen Frischkäse (5 % Fett) austauschen und Tunfisch ohne Öl verwenden.

Caponata

1 Stange Bleichsellerie
1 kleine Aubergine (250 g)
3 EL Olivenöl · 1 kleine Zwiebel
2 EL schwarze Oliven, entsteint
1 TL Tomatenmark · 1 TL Balsamicoessig
1 TL Zucker · 4 Kapern · Currypulver · Salz
Pfeffer · 2 EL Crème fraîche · 200 ml Fruchtsaft

Sellerie und Aubergine waschen, putzen und in Würfel schneiden, in heißem Öl anbraten, 10 Minuten bei geringer Hitze im geschlossenen Topf dünsten.

Zwiebel schälen, fein schneiden, zum Gemüse geben und glasig dünsten. Oliven in Scheiben schneiden, mit Tomatenmark, Essig und Zucker verrühren und mit den Kapern zum Gemüse geben. Mit Curry, Salz und Pfeffer würzen. Mit Crème fraîche servieren. Dazu einen beliebigen Fruchtsaft trinken.

Nährwerte	kcal	Eiweiß	Fett	KH	Ballastst.
	680	8 g	52 g	42 g	12 g

Tipps für besondere Bedürfnisse

- Bei Milchunverträglichkeit Crème fraîche durch Sojacreme ersetzen.
- Bei Schluckbeschwerden sämtliche Zutaten in sehr feine Stücke schneiden und zum Schluss mit reichlich Crème fraîche vermengen.

Alternative mit weniger Kalorien

Crème fraîche weglassen und zum Anbraten nur einen Esslöffel Olivenöl nehmen, dafür mit 50 ml Tomatensaft ablöschen.

Mais-Möhren-Salat

150 g Dosenmais · 1 kleine Zwiebel
1 Möhre (Karotte) · 1/2 Bund Schnittlauch
1/4 TL milder Senf · 3 EL Olivenöl
1 TL Zitronensaft · Salz · Pfeffer
2 Scheiben Toastbrot · 1 EL Butter
200 ml Karottensaft

Dosenmais abtropfen lassen. Zwiebel schälen und klein schneiden. Möhre schälen und sehr fein raspeln.

Schnittlauch waschen, putzen und in feine Ringe schneiden. Mit Senf und Öl vermengen. Soße mit Mais, Zwiebel und Karottenraspeln verrühren und mit Zitronensaft, Salz und Pfeffer würzen.

Brot toasten, mit Butter bestreichen und zum Salat essen. Dazu passt am besten ein Karottensaft.

Nährwerte	kcal	Eiweiß	Fett	KH	Ballastst.
	641	11 g	42 g	54 g	12 g

Tipp für besondere Bedürfnisse

- Bei Schluckbeschwerden und Glutenunverträglichkeit das Toastbrot weglassen.

Alternative mit weniger Kalorien

Toastbrot weglassen und Olivenölmenge halbieren.

Spargelsalat

250 g Spargel · Salz · Zucker · 1 TL Apfelessig
2 EL Olivenöl · 1/4 TL milder Senf
1 TL Mayonnaise · Pfeffer
100 g Shrimps, gekocht · 1/4 Bund Schnittlauch
3 Scheiben Toastbrot · 200 ml Fruchtsaft

Spargel sorgfältig schälen, untere Enden abschneiden, in Salzwasser mit einer Prise Zucker etwa 15 Minuten garen.

Essig, Öl, Senf und Mayonnaise verrühren, mit Salz und Pfeffer würzen. Shrimps abtropfen lassen. Schnittlauch waschen, trockenschwenken, putzen und in feine Röllchen schneiden. Spargel in kleine Stücke schneiden, mit Shrimps vermengen, die Soße darüber geben und mit Schnittlauch bestreuen. Toastbrot rösten und zum Salat servieren. Dazu einen Fruchtsaft trinken.

Nährwerte	kcal	Eiweiß	Fett	KH	Ballastst.
	633	32 g	29 g	59 g	5 g

Tipp für besondere Bedürfnisse

- Bei Schluckbeschwerden und Glutenunverträglichkeit das Toastbrot weglassen.

Alternative mit weniger Kalorien

Olivenöl weglassen und Mayonnaise gegen Salatcreme austauschen.

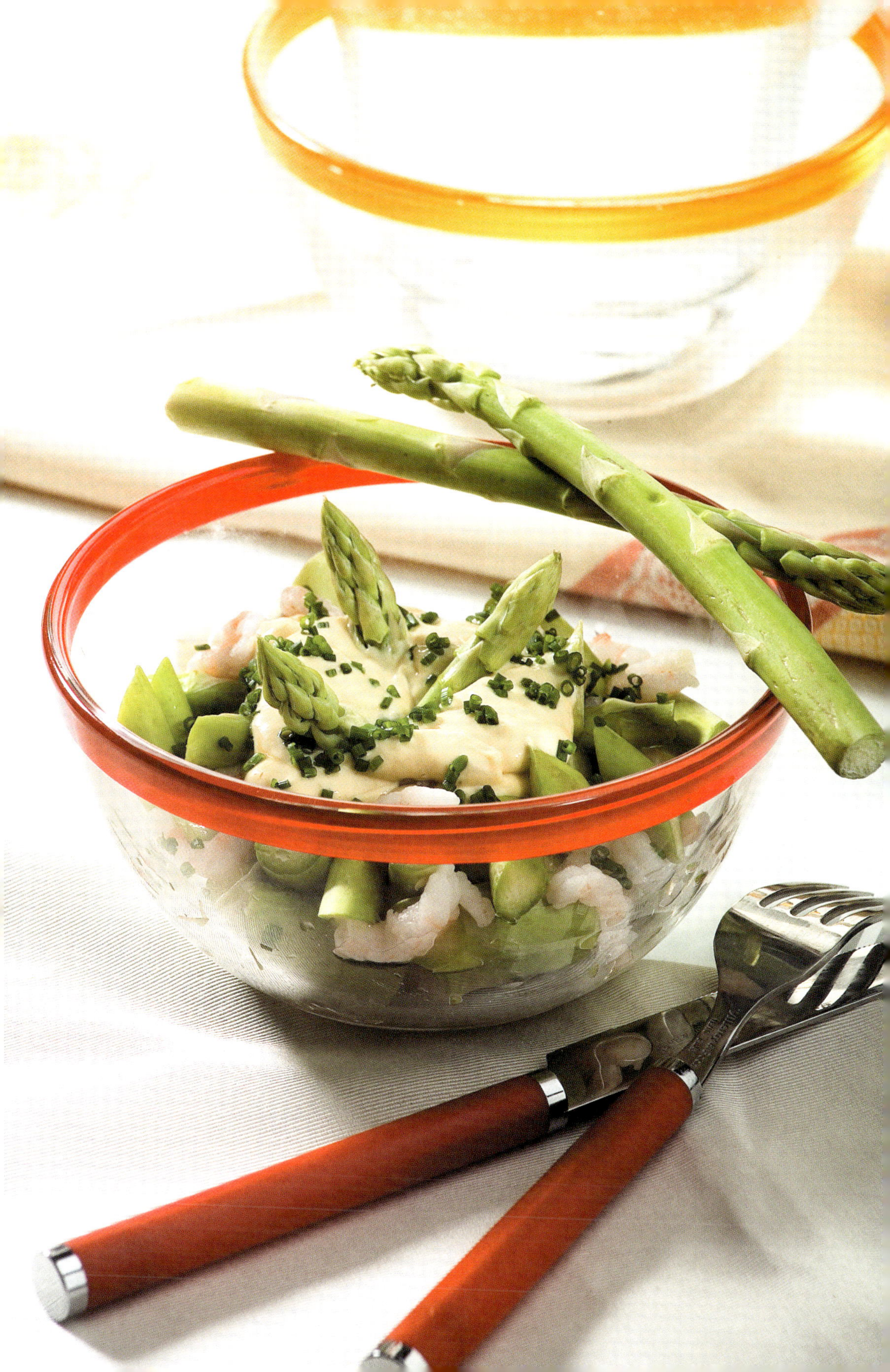

Zucchini-Krabben-Salat

1 kleine Zwiebel · 2 EL Olivenöl
1/2 kleine Zucchini · 100 g Krabben, vorgekocht
100 g Sahnequark · Salz · Pfeffer · Currypulver
1 Scheibe Vollkornbrot · 200 ml Fruchtsaft

Zwiebel schälen, klein schneiden und in heißem Öl glasig dünsten. Zucchini waschen, in dünne Scheiben, dann in kleinste Würfel schneiden, zur Zwiebel geben und kurz mitdünsten.

Das Gemüse mit den Krabben unter den Quark rühren, mit Salz, Pfeffer und etwas Currypulver würzen. Dazu eine Scheibe Vollkornbrot servieren und den Fruchtsaft trinken.

Nährwerte	kcal	Eiweiß	Fett	KH	Ballastst.
	675	43 g	34 g	47 g	4 g

Tipp für besondere Bedürfnisse

- Bei Milchunverträglichkeit Sahnequark durch püriertes Fruchtfleisch einer halben Avocado, dem ein Teelöffel Zitronensaft untergerührt wird, ersetzen.
- Bei Schluckbeschwerden oder Glutenunverträglichkeit das Brot weglassen.

Alternative mit weniger Kalorien

Sahnequark durch Magerquark ersetzen.

Kiwi-Rucola-Salat

2 EL Walnüsse · 50 g Rucola · 1 große Kiwi
50 g Schinken · 2 EL Rapsöl · 1 TL Apfelessig
Salz · Pfeffer · 2 Scheiben Toastbrot
1 EL Butter · 200 ml Fruchtsaft

Walnüsse in einer Pfanne ohne Fett rösten. Rucola waschen, putzen und längere Stiele abschneiden, Kiwi schälen und in Scheiben schneiden. Schinken in kleine Würfel schneiden. Öl mit Essig verrühren und mit Rucola, Kiwischeiben und Schinkenwürfel vermengen. Mit Salz und Pfeffer würzen. Mit Walnüssen bestreuen. Toastbrot rösten, mit Butter bestreichen und zum Salat servieren. Dazu einen Fruchtsaft trinken.

Nährwerte	kcal	Eiweiß	Fett	KH	Ballastst.
	717	19 g	46 g	55 g	6 g

Tipps für besondere Bedürfnisse

- Bei Schluckbeschwerden oder Glutenunverträglichkeit aufs Toastbrot verzichten.
- Bei Überempfindlichkeit gegenüber Fruchtsäuren die Kiwi gegen ganz fein in Streifen geschnittene Trockenaprikosen (-marillen), die zuvor fünf Minuten in Wasser gegart wurden, austauschen.

Alternative mit weniger Kalorien

Auf Butter verzichten und statt Schinken Lachsschinken ohne Fettrand verwenden.

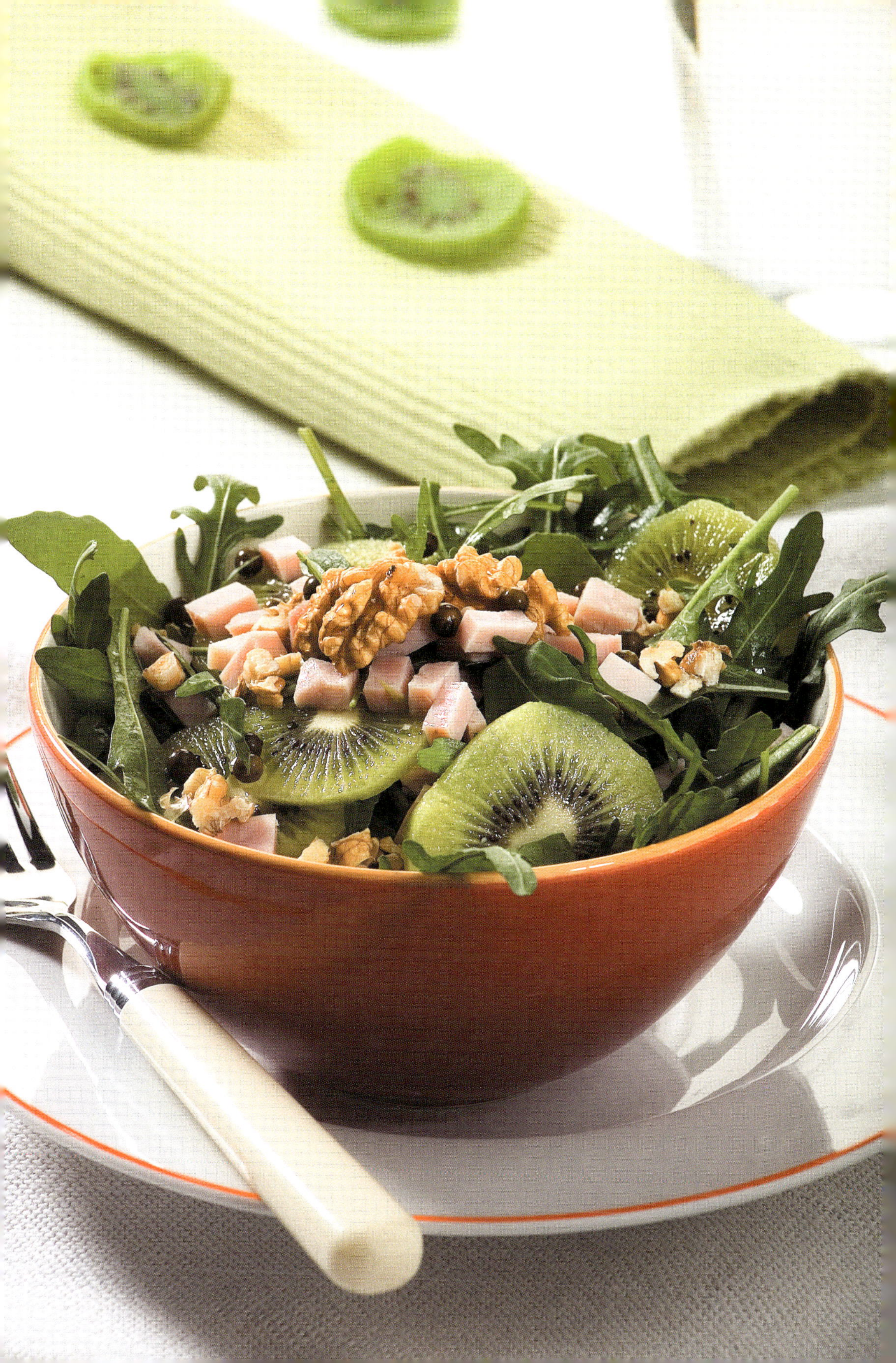

Champignon-Orangen-Salat

50 g Zuckermais (aus der Dose) · 1 Orange
100 g Champignons · 1/2 Chicorée
2 EL Krabben, gekocht · 1/2 TL Zitronensaft
2 EL Crème fraîche · 1/2 TL Tomatenmark
Salz · Pfeffer · 2 Scheiben Toastbrot
1 EL Butter · 200 ml Fruchtsaft

Mais abtropfen lassen, Orange so schälen, dass keine weißen Fruchthäute mehr zurückbleiben, Orangenfilets an den Zwischenhäuten entlang heraustrennen, heruntertropfenden Orangensaft auffangen. Champignons mit einem Küchentuch abreiben, putzen und in feine Scheiben schneiden. Chicorée waschen, putzen, vom Strunk befreien und in kleine Stücke schneiden, Krabben mit Champignonscheiben, Orangenfilets, Mais und Chicorée vermengen. Zitronensaft mit aufgefangenem Orangensaft, Crème fraîche und Tomatenmark verrühren, über den Salat geben und mit Salz und Pfeffer würzen. Toastbrot rösten, mit Butter bestreichen und zum Salat essen und Fruchtsaft dazutrinken.

Nährwerte	kcal	Eiweiß	Fett	KH	Ballastst.
	635	21 g	26 g	74 g	10 g

Tipps für besondere Bedürfnisse

- Bei Milchunverträglichkeit Crème fraîche durch Sojacreme ersetzen.
- Bei Glutenunverträglichkeit auf Toastbrot verzichten.

Alternative mit weniger Kalorien

Crème fraîche durch Magermilchjogurt ersetzen und auf Butter verzichten.

Tunfischpizza

50 g Magerquark · 3 TL Olivenöl · 1 EL Vollmilch
Salz · 80 g Mehl · 1 kleines Ei · 1/4 TL Backpulver
3 EL Tomatenpüree (aus der Packung)
1 TL Oregano, getrocknet
100 g Tunfisch (ohne Öl, aus der Dose)
10 Kapern · 50 g Mozzarella
1 kleine Zwiebel · Pfeffer

Aus Quark, Öl, Milch, Salz, Mehl, Ei und Backpulver einen Teig kneten, zu einer Kugel formen und diese zu einer dünnen Scheibe auf einem eingefetteten Backblech flach drücken. Backofen auf 250 °C vorheizen.

Zwiebel schälen und klein schneiden. Mit Tomatenpüree, Oregano, Tunfisch und Kapern vermengen. Mozzarella in Scheiben schneiden. Tunfisch-Tomaten-Mischung auf dem Teigfladen verteilen, mit Mozzarella belegen und im vorgeheizten Backofen (Umluft 220 °C) 15 Minuten backen. Schmeckt warm und kalt.

Nährwerte	kcal	Eiweiß	Fett	KH	Ballastst.
	786	58 g	34 g	62 g	4 g

Tipp für besondere Bedürfnisse

- Bei Milchunverträglichkeit auf Mozzarella verzichten und statt des Quark-Öl-Teiges einen fertigen Pizzateig (Kühlregal im Supermarkt) aus Hefe, Mehl und Wasser verwenden.

Alternative mit weniger Kalorien

Tunfisch naturell (also ohne Öl) nehmen und Mozzarellamenge halbieren.

Reisauflauf

1 kleine Zwiebel · 1 TL Rapsöl · 75 g Vollkornreis
150 ml Fleischbrühe · 1 Stange Bleichsellerie
1/2 Bund Petersilie · 1 Ei · 30 g Crème fraîche
Salz · Pfeffer · mildes Currypulver · Muskat
1 EL geriebener Parmesan · 200 ml Fruchtsaft

Zwiebel schälen, klein schneiden und in heißem Öl glasig dünsten. Reis zur Zwiebel geben, kurz mitbraten. Mit Brühe ablöschen und zugedeckt bei geringer Hitze etwa 30 Minuten quellen lassen. Backofen auf 200 °C vorheizen. Bleichsellerie waschen, putzen, in kleine Würfel schneiden und mit dem Reis vermengen. Petersilie waschen, trockenschwenken, Blätter sehr fein hacken und mit Ei und Crème fraîche verquirlen. Mit Salz, Pfeffer, Currypulver und etwas Muskat kräftig würzen. Unter die Reismasse geben und alles in eine gefettete Auflaufform füllen. Mit Parmesan bestreuen und im vorgeheizten Backofen (Umluft 180 °C) 30 Minuten backen. Dazu einen Fruchtsaft trinken.

Der Auflauf schmeckt auch kalt sehr gut, kann also mit zur Arbeit genommen werden.

Nährwerte	kcal	Eiweiß	Fett	KH	Ballastst.
	691	21 g	32 g	75 g	18 g

Tipp für besondere Bedürfnisse

- Bei Milchunverträglichkeit Crème fraîche gegen Sojacreme austauschen und auf Parmesan verzichten.

Alternative mit weniger Kalorien

Crème fraîche durch Frischkäse (5 % Fett) ersetzen.

Pfannkuchen mit Schnittlauch-Mais-Füllung

50 g Mehl · 75 ml Vollmilch · Salz · 1 Ei
100 g Mais (aus der Dose) · 1/2 Bund Schnittlauch
50 g Crème fraîche · 1 TL Tomatenmark
Pfeffer · 1 EL Rapsöl

Mehl mit Milch, wenig Salz und einem Ei verrühren. Teig kurz quellen lassen.

Mais abtropfen lassen. Schnittlauch waschen, trockenschwenken, sehr fein hacken und mit Crème fraîche, Tomatenmark und Mais verrühren, mit Salz und Pfeffer würzen.

Teig in heißem Öl zu dünnen Pfannkuchen (Omeletten) ausbacken, mit Schnittlauch-Mais-Creme füllen und aufrollen.

Der Pfannkuchen kann mit in die Arbeit genommen werden, dazu Pfannkuchen getrennt von der Füllung sicher verpacken, vor dem Servieren mit der Schnittlauch-Mais-Mischung füllen und aufdrehen.

Nährwerte	kcal	Eiweiß	Fett	KH	Ballastst.
	617	19 g	36 g	54 g	5 g

Tipps für besondere Bedürfnisse

- Bei Milchunverträglichkeit Sojamilch statt Milch und Sojacreme statt Crème fraîche verwenden.
- Bei Glutenunverträglichkeit auf die Pfannkuchen verzichten und die Schnittlauch-Mais-Creme beispielsweise zu einem Tomatensalat essen.

Alternative mit weniger Kalorien

Crème fraîche durch Frischkäse (5 % Fett) und Vollmilch durch Magermilch ersetzen.

Süßer Birnen-Brot-Auflauf

2 Scheiben Vollkornbrot (80 g) · 100 ml Vollmilch
1 Birne · 4 Gewürznelken · 1 TL Zitronensaft
2 Eier · 100 g Frischkäse (5 % Fett)
Zimtpulver · 3 EL Zucker

Brot entrinden, in kleine Würfel schneiden und in der Milch erwärmen. Birne schälen, vom Kerngehäuse befreien und in kleine Würfel schneiden. Mit etwas Wasser, Gewürznelken und Zitronensaft ca. 5 Minuten weich kochen. Den Backofen auf 200 °C vorheizen. Eier trennen, Eigelbe und Frischkäse unter das eingeweichte Brot kneten, die etwas abgekühlten Birnenstücke ohne die Gewürznelken zugeben und mit Zimt würzen. Eiweiße mit Zucker steif schlagen und vorsichtig unter die Brot-Birnen-Masse heben. Masse in eine kleine Auflaufform geben und im vorgeheizten Backofen (Umluft 180 °C) ca. 45 Minuten backen.

Der Auflauf schmeckt warm und kalt sehr gut.

Nährwerte	kcal	Eiweiß	Fett	KH	Ballaststoff.
	740	37 g	23 g	95 g	13 g

Tipps für besondere Bedürfnisse

- Bei Glutenunverträglichkeit glutenfreies Brot (Reformhaus) verwenden.
- Bei Milchunverträglichkeit Milch durch Sojamilch und Frischkäse durch Sojacreme ersetzen.

Alternative mit weniger Kalorien

Vollmilch gegen Magermilch und sahnigen Frischkäse gegen Frischkäse mit etwa 5 % Fett austauschen.

Kartoffelgratin mit Polenta und Oliven

1/2 Bund Schnittlauch
1 große mehligkochende Kartoffel (200 g)
30 g schwarze Oliven, entsteint · 75 g Maisgrieß
1 EL Olivenöl · 100 ml Vollmilch · Salz
Pfeffer · Muskat · Fett für die Form

Backofen auf 200 °C vorheizen. Schnittlauch waschen, sehr fein schneiden. Kartoffel schälen, in kleine Würfel schneiden. Oliven in ganz kleine Stücke schneiden, mit Kartoffelwürfeln, Maisgrieß, Olivenöl und Milch zu einem Teig verkneten, mit Salz, Pfeffer und Muskat kräftig würzen und in eine eingefettete, kleine Auflaufform geben. Im vorgeheizten Backofen (Umluft 180 °C) 45 Minuten backen. Nach Belieben noch mit Schnittlauch und klein geschnittenen Cocktailtomaten servieren. Das Gratin schmeckt warm und auch kalt sehr gut.

Nährwerte	kcal	Eiweiß	Fett	KH	Ballaststoff.
	655	145 g	25 g	90 g	9 g

Tipp für besondere Bedürfnisse

- Bei Milchunverträglichkeit Milch gegen Sojamilch austauschen.

Alternative mit weniger Kalorien

Vollmilch durch Magermilch ersetzen und auf das Olivenöl im Teig verzichten.

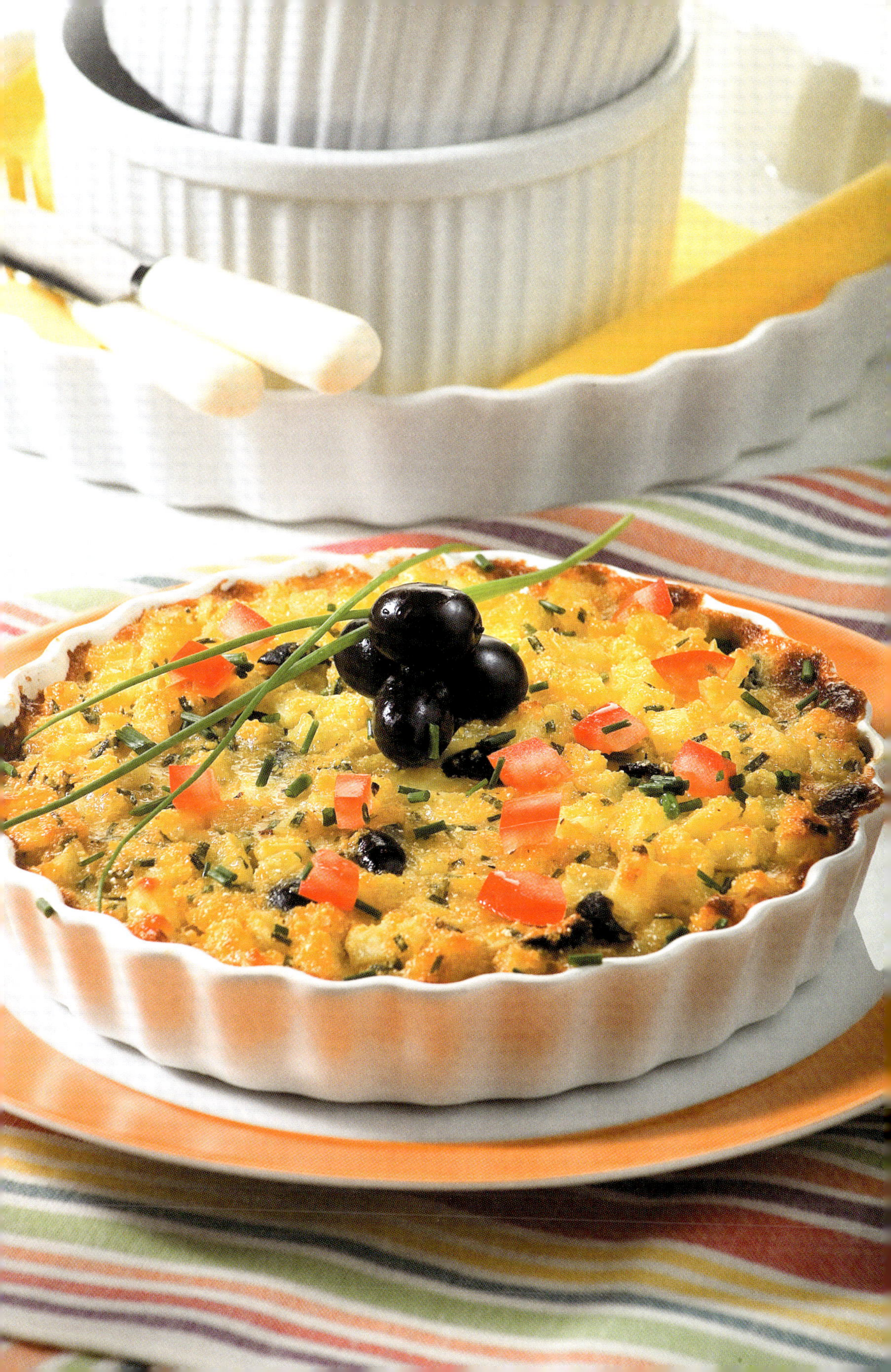

Brötchen mit Lachs-Gurken-Füllung

100 g Mais (Dose) · 1/4 Salatgurke
1 großes Baguettebrötchen (80 g)
1/4 TL Zitronensaft · 50 g Sahnequark
1 großes Salatblatt · 3 Scheiben Räucherlachs
Salz · Pfeffer · 200 ml Apfelsaft

Mais abtropfen lassen. Gurke waschen und in nicht zu dünne Scheiben schneiden. Baguettebrötchen durchschneiden und aushöhlen. Das Innere des Brötchens klein schneiden, mit Mais, Zitronensaft und Quark verrühren.

Salatblatt waschen, trockenschwenken und mit dem Räucherlachs auf die untere Brötchenhälfte legen. Die Mais-Mischung darauf geben, mit Gurkenscheiben belegen, mit Salz und Pfeffer würzen. Mit der oberen Brötchenhälfte bedecken. Dazu Apfelsaft trinken.

Nährwerte	kcal	Eiweiß	Fett	KH	Ballaststoffe
	625	32 g	20 g	77 g	6 g

Tipps für besondere Bedürfnisse

- Bei Glutenunverträglichkeit auf Brötchen verzichten und Lachs-Gurken-Mais-Füllung mit 100 Gramm Frischkäse verrühren und in drei Lagen Salatblätter wickeln.
- Bei Milchunverträglichkeit Quark durch das zerdrückte Fruchtfleisch einer halben kleinen, weichen Avocado ersetzen. Avocadofruchtfleisch sofort mit Zitronensaft verrühren.

Alternative mit weniger Kalorien

Sahnequark gegen Frischkäse mit etwa 5 % Fett austauschen.

Reis mit Birnen

60 g Reis · 2 Päckchen Vanillezucker
200 ml Vollmilch · 1 Zitrone · 1 große Birne
50 ml Sahne · 1 Eiweiß · 1 EL Zucker
2 EL Sahnequark

Reis mit Vanillezucker in die kochende Milch geben und bei geringer Hitze zugedeckt etwa 20 Minuten quellen lassen.

Zitrone auspressen. Birne schälen, vom Kerngehäuse befreien und grob raspeln, Zitronensaft über die geraspelten Birnen geben. Die Hälfte der Raspel in der Sahne bei mittlerer Hitze zusammenfallen lassen und mit einer Gabel zerdrücken.

Eiweiß mit Zucker sehr steif schlagen, unter das noch warme Birnenpüree geben und abkühlen lassen.

Quark und die restlichen Raspel unter den gequollenen Reis rühren, Nocken abstechen und auf dem Birnenpüree servieren.

Dieses Gericht schmeckt auch kalt und kann gut in Frischhaltedosen, auslaufsicher verpackt, zur Arbeit mitgenommen werden.

Nährwerte	kcal	Eiweiß	Fett	KH	Ballaststoffe
	735	19 g	27 g	104 g	6 g

Tipp für besondere Bedürfnisse

- Bei Milchunverträglichkeit Milch durch Sojamilch und Sahne durch Sojacreme ersetzen, den Sahnequark weglassen.

Alternative mit weniger Kalorien

Vollmilch durch Magermilch und Sahnequark durch Magerquark ersetzen. Die Birnenraspel in Apfelsaft dünsten.

Pfannkuchen mit Hackfüllung

100 g Mehl · 2 Eier · 150 ml Vollmilch · Salz · Muskat · 1 Zwiebel
1 EL Olivenöl · 50 g gemischtes Hackfleisch (Faschiertes) · 1 kleine Paprikaschote · 1 Tomate
30 g Frischkäse (5 % Fett) · 1/2 TL mildes Currypulver · 1/2 TL Oregano, getrocknet · Pfeffer

Mehl, Ei und Milch verquirlen, mit Salz und Muskat würzen und kurz quellen lassen.

Zwiebel schälen, klein schneiden und in einem Teelöffel heißem Öl dünsten, Hackfleisch zugeben und gelegentlich rühren. Paprikaschote waschen, von Kernen und hellen Innenhäuten befreien und in kleine Würfel schneiden. Tomate waschen, putzen und ebenfalls in kleine Würfel schneiden. Gemüsewürfel mit Frischkäse verrühren, mit Currypulver, Oregano, Salz und Pfeffer würzen, zum Faschierten geben und bei geringer Hitze einkochen lassen.

Teig in restlichem, heißem Öl zu zwei oder drei dünnen Pfannkuchen ausbacken, mit der Hackmischung füllen und aufrollen.

Die Pfannkuchen können in die Arbeit mitgenommen werden, dazu Pfannkuchen getrennt von der Hack-Füllung sicher verpacken, vor dem Servieren mit der Hackmischung füllen und aufdrehen.

Nährwerte	kcal	Eiweiß	Fett	KH	Ballastst.
	905	50 g	39 g	87 g	11 g

Tipps für besondere Bedürfnisse

- Bei Milchunverträglichkeit Crème fraîche gegen Sojacreme und Milch gegen Sojamilch austauschen.
- Bei Glutenunverträglichkeit Pfannkuchenteig weglassen. Paprikaschote halbieren, übrige Zutaten mit zwei Eiern verrühren, in die Paprikahälften geben und im Backofen backen.

Alternative mit weniger Kalorien

Vollmilch durch Magermilch und Crème fraîche durch Frischkäse (5 % Fett) ersetzen.

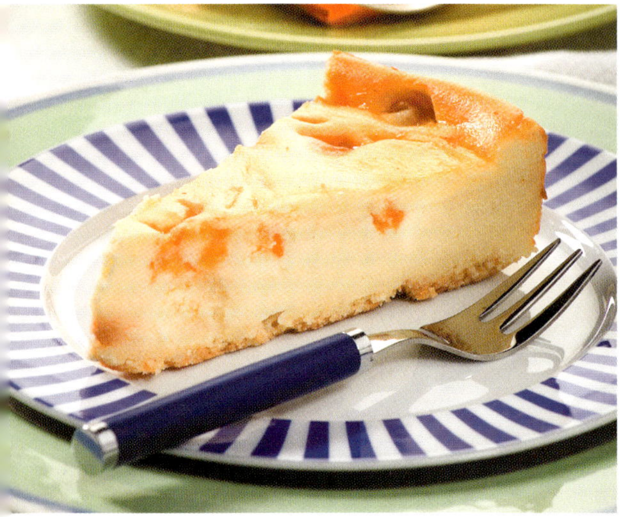

Gebäck

Süßes Gebäck darf natürlich nicht fehlen, es ist das Beste, um sich zwischendurch mit etwas Leckerem zu verwöhnen. Greifen Sie ruhig zu, denn wir haben bewusst auf schwerverdauliche Teige verzichtet.

Schoko-Muffin *(6 Stück)*

100 g Schokolade (je nach Geschmack Vollmilch, Zartbitter oder Bitter)
50 g Butter · 100 g Mehl · 2 EL Kartoffelstärke
1 TL Backpulver · 1 EL Kakao · 100 ml Vollmilch
1 kleines Ei · 50 g Sahne
3 EL Zucker (evtl. mehr, je nach Schokoladensorte)

Backofen auf 200 °C vorheizen. Schokolade hacken, ein Drittel mit der Butter bei geringer Hitze schmelzen lassen. Mehl mit Stärke, Backpulver und Kakao vermengen. Milch, Ei, Sahne und Zucker unterrühren, Schokobutter und Schokoraspeln ebenfalls untermengen und kräftig rühren.

Muffinform fetten, Teig einfüllen und im vorgeheizten Ofen (Umluft 180 °C) 15 bis 20 Minuten backen.

Nährwerte pro Stück	kcal	Eiweiß	Fett	KH	Ballastst.
	289	6 g	16 g	30 g	2 g

Tipps für besondere Bedürfnisse

- Bei Milchunverträglichkeit milchzuckerfreie Milch oder Sojamilch verwenden, statt Milchschokolade Bitterschokolade nehmen.
- Bei Glutenunverträglichkeit auf dieses Rezept verzichten.

Alternative mit weniger Kalorien

Sahne weglassen und Magermilch statt Vollmilch nehmen.

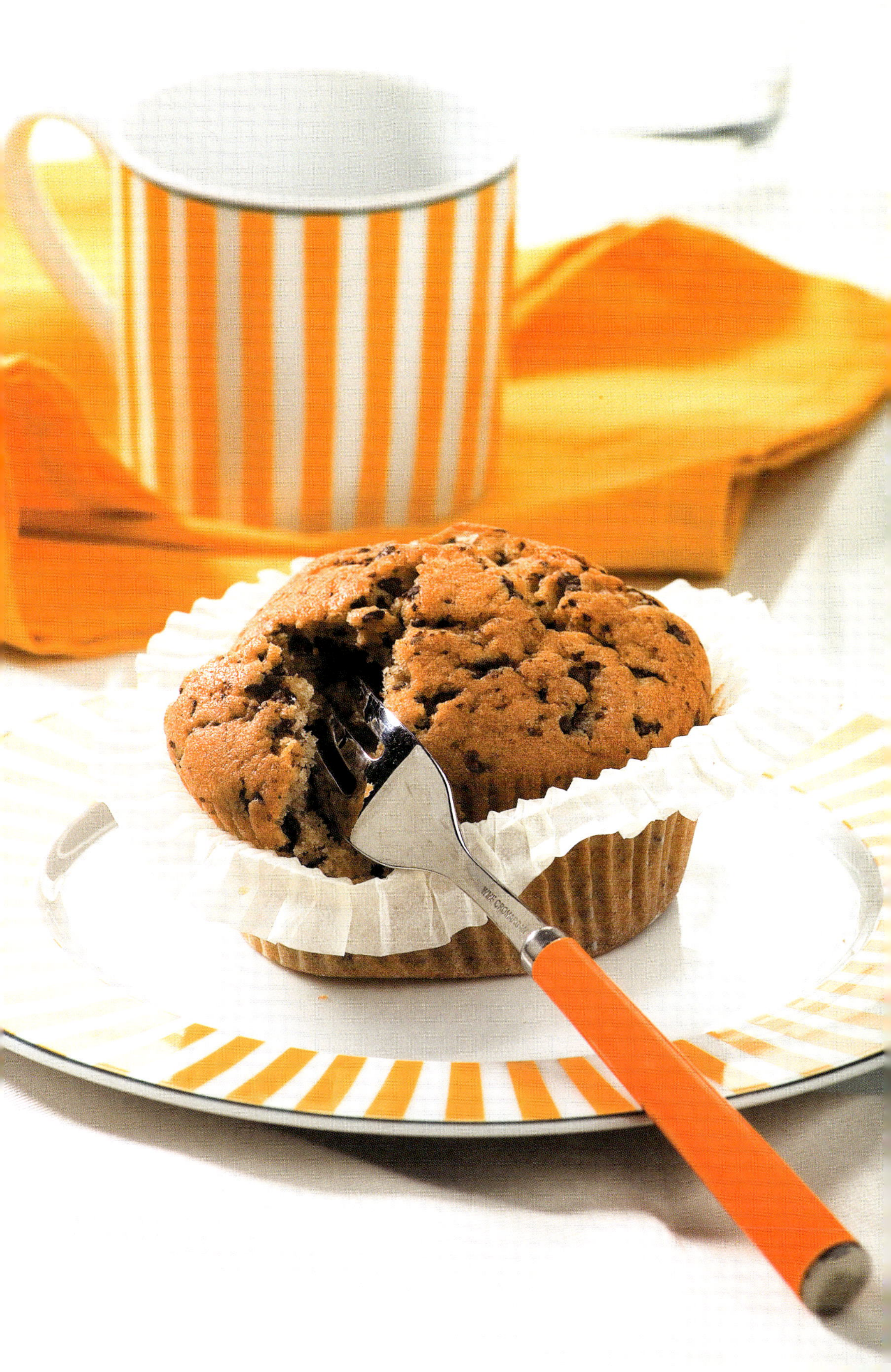

Mohnkuchen *(10 Stück)*

100 g Sahnequark · 3 EL Rapsöl · 4 Eier
3 Päckchen Vanillezucker · 150 g Mehl
1 Päckchen Backpulver · 150 g weiche Butter
100 g Zucker · Zimt · 100 g gemahlene Mandeln
100 g gemahlener Mohn · Fett fürs Blech

Backofen auf 180 °C vorheizen. Quark, Öl, ein Ei und ein Päckchen Vanillezucker mit Mehl und Backpulver zu einem Teig kneten. Auf einem gefetteten Backblech ausrollen und im vorgeheizten Backofen (Umluft 160 °C) fünf Minuten vorbacken.

Restliche Eier trennen, Eiweiße mit zwei Päckchen Vanillezucker steif schlagen. Eigelbe mit Butter cremig rühren, mit Zucker, Zimt, Mandeln und Mohn verrühren. Eischnee vorsichtig unterheben. Masse auf den kurz vorgebackenen Teig streichen und weitere 30 Minuten backen.

Nährwerte pro Stück	kcal	Eiweiß	Fett	KH	Ballastst.
	284	10 g	29 g	22 g	4 g

Tipp für besondere Bedürfnisse

- Bei Milch- oder Glutenunverträglichkeit auf dieses Rezept verzichten.

Alternative mit weniger Kalorien

Sahnequark durch Magerquark und gemahlene Mandeln durch Mehl ersetzen.

Mandeltaschen *(8 Stück)*

4 Blätterteigplatten, tiefgekühlt
100 g gemahlene Mandeln
5 EL Mandelmus · 2 EL Vollmilch
3 EL Zucker · 2 TL Zitronensaft
2 Eigelb zum Bestreichen

Blätterteig auftauen lassen. Backofen auf 200 °C vorheizen. Mandelmehl mit Mandelmus, Milch, Zucker und Zitronensaft verrühren. Blätterteigplatten jeweils dünn zu einem Rechteck ausrollen, in zwei Quadrate teilen, Mandelmasse darauf verteilen, Ecken mit Eigelben bepinseln, nach innen zu einer Tasche klappen, leicht andrücken und vorsichtig auf ein leicht feuchtes Backblech legen, mit dem restlichen Eigelb bestreichen. Im vorgeheizten Backofen ca. 20 Minuten goldbraun backen.

Nährwerte pro Stück	kcal	Eiweiß	Fett	KH	Ballastst.
	310	7 g	25 g	16 g	3 g

Tipps für besondere Bedürfnisse

- Bei Milchunverträglichkeit Milch durch Sojamilch oder bei Milchzuckerintoleranz durch milchzuckerfreie Milch ersetzen.
- Bei Glutenunverträglichkeit auf dieses Rezept verzichten.

Alternative mit weniger Kalorien

Blätterteig durch Strudel- oder Pizzateig aus dem Kühlregal ersetzen und statt Mandelmus Pflaumenmus nehmen.

Ananas-Aprikosen-Rauten *(20 Stück)*

150 g Trockenaprikosen (-marillen)
150 g kandierte Ananasstücke · 300 g Butter
5 EL Puderzucker (Staub-) · 300 g Cornflakes
100 g fein gehackte Sonnenblumenkerne
2 Eier · 150 g Mehl · Zimt · 2 TL Zitronensaft
Fett fürs Blech

Backofen auf 170 °C vorheizen. Aprikosen und Ananasstücke sehr fein schneiden. Butter bei geringer Hitze schmelzen. Cornflakes in eine Tüte geben und mit einer Teigrolle zu groben Krümeln zerdrücken. Mit Sonnenblumenkernen, Eiern und Mehl vermengen. Trockenfrüchte und Zucker in die flüssige Butter geben, mit der Cornflakes-Krümel-Masse vermengen. Mit Zimt und Zitronensaft würzen.

Blech einfetten, die Masse darauf verteilen und festdrücken. Im vorgeheizten Backofen (Umluft 150 °C) etwa 40 Minuten backen. Abkühlen lassen und in große Rauten schneiden.

Nährwerte pro Stück	kcal	Eiweiß	Fett	KH	Ballastst.
	288	4 g	16 g	32 g	3 g

Tipp für besondere Bedürfnisse

- Bei Glutenunverträglichkeit auf dieses Rezept verzichten.

Alternative mit weniger Kalorien

Auf Sonnenblumenkerne verzichten.

Karottentorte *(16 Stück)*

1 große Zitrone, unbehandelt · 300 g Karotten
300 g gemahlene Haselnüsse
75 g Mehl · 1 EL Backpulver
6 Eier · 200 g Zucker
Fett und Paniermehl (Brösel) für die Form

Backofen auf 200 °C vorheizen. Zitrone mit heißem Wasser gründlich waschen, fein abreiben und auspressen. Karotten schälen und sehr fein raspeln, mit Zitronenabrieb, Zitronensaft, gemahlenen Haselnüssen, Mehl, Backpulver, Eiern und Zucker zu einem Teig verrühren. In eine gefettete und mit Bröseln bestreute Springform (Durchmesser 26 cm) füllen und im vorgeheizten Backofen (Umluft 180 °C) etwa 40 Minuten backen. Kuchen aus dem Ofen nehmen, mit einem Messer vom Springformrand lösen, auskühlen lassen und das Blech der Springform entfernen.

Nährwerte pro Stück	kcal	Eiweiß	Fett	KH	Ballastst.
	231	6 g	14 g	20 g	3 g

Tipp für besondere Bedürfnisse

- Bei Glutenunverträglichkeit Mehl durch gemahlene Haselnüsse ersetzen.

Alternative mit weniger Kalorien

Statt gemahlener Mandeln Mehl verwenden und auf 2 Eier verzichten.

Nussecken *(10 Stück)*

150 g Mehl · 1 TL Backpulver · 175 g Zucker
4 Päckchen Vanillezucker · 1 Ei
150 g weiche Butter
200 g grob gemahlene Mandeln oder Haselnüsse
150 g Halbbitter-Kuvertüre · Fett für die Form

Backofen auf 200 °C vorheizen. Mehl mit Backpulver, 75 Gramm Zucker, zwei Päckchen Vanillezucker, dem Ei und 50 Gramm Butter zu einem Teig kneten und auf einer Hälfte eines gefetteten Backblechs ausrollen. Mit einem Rand aus Alufolie von der übrigen Hälfte des Blechs abtrennen.

Restliche Butter, Zucker und Vanillezucker langsam erwärmen, Mandeln unterrühren und leicht abgekühlt auf dem ausgerollten Teig verteilen. Im vorgeheizten Backofen (Umluft 180 °C) etwa 20 Minuten backen. Zehn große Dreiecke herausschneiden. Kuvertüre bei geringer Hitze schmelzen, die Oberfläche der Mandelecken damit bestreichen und abkühlen lassen.

Nährwerte pro Stück	kcal	Eiweiß	Fett	KH	Ballastst.
	439	6 g	27 g	43 g	4 g

Tipp für besondere Bedürfnisse

- Bei Glutenunverträglichkeit auf dieses Rezept verzichten.

Alternative mit weniger Kalorien

Statt Mandeln Kokosraspel nehmen und nur 50 Gramm Kuvertüre verwenden, mit der jeweils nur eine Ecke der Nussecken bestrichen wird.

Käsesahnetorte *(16 Stück)*

1/2 Zitrone, unbehandelt, gewaschen · 150 g Mehl
350 g Zucker · 2 Pkg. Vanillezucker
6 Eier · 100 g kalte Butter
800 g Doppelrahmfrischkäse
150 g Sauerrahm · 150 ml Vollmilch

Zitronenschale sehr fein abreiben, Saft auspressen, beides mit Mehl, 50 g Zucker und 1 Pkg. Vanillezucker vermengen. 1 Ei, kleine Butterstücke zugeben und unterkneten. Teig ca. 1 Std. kalt stellen, Backofen auf 200 °C vorheizen. Teig nochmals durchkneten, Hälfte davon ausrollen, in gefettete Form (26 cm Ø) geben, restlichen Teig als hohen Rand an die Springform drücken, dabei fest mit dem Boden verbinden. Mit Gabel mehrfach einstechen, im Backofen (Umluft 180 °C) etwa 8 Min. backen. Danach die Temperatur auf 220 °C erhöhen.

Frischkäse, Sauerrahm, Milch, 1 Pkg. Vanillezucker, 300 g Zucker und 5 Eier verrühren. Masse in gebackene Füllung geben und in den Ofen (Umluft 200 °C) schieben. Nach 10 Min. die Hitze auf 150 °C (Umluft 130 °C) verringern und weitere 60 Min. backen.

In die Topfenfülle können auch Aprikosenstücke (wie auf Foto) eingerührt werden.

Nährwerte pro Stück	kcal	Eiweiß	Fett	KH	Ballastst.
	388	10 g	25 g	32 g	0 g

Tipp für besondere Bedürfnisse

- Bei Milch- und Glutenunverträglichkeit auf diesen Kuchen verzichten.

Alternative mit weniger Kalorien

Frischkäse mit 5 % Fett verwenden.

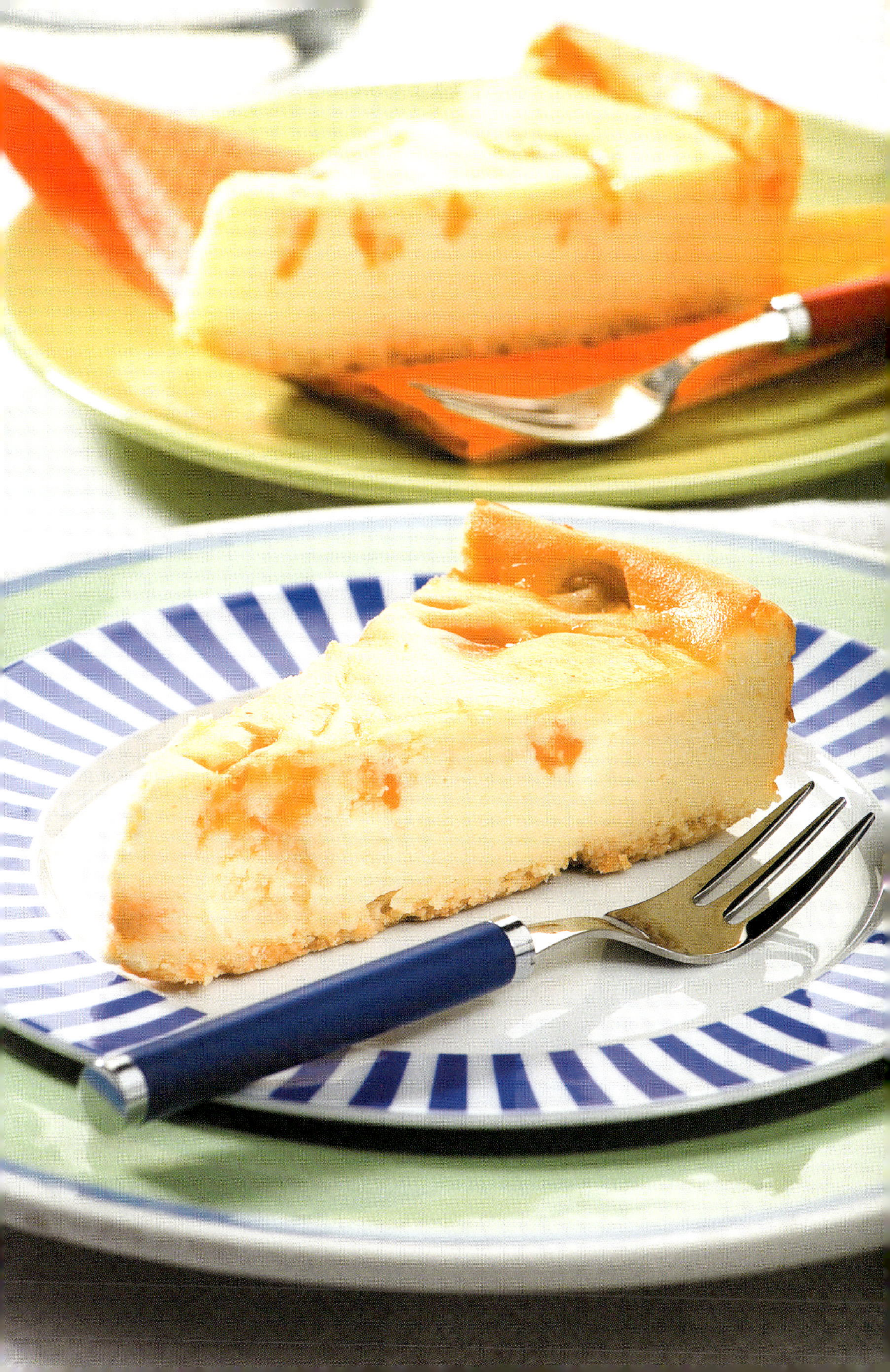

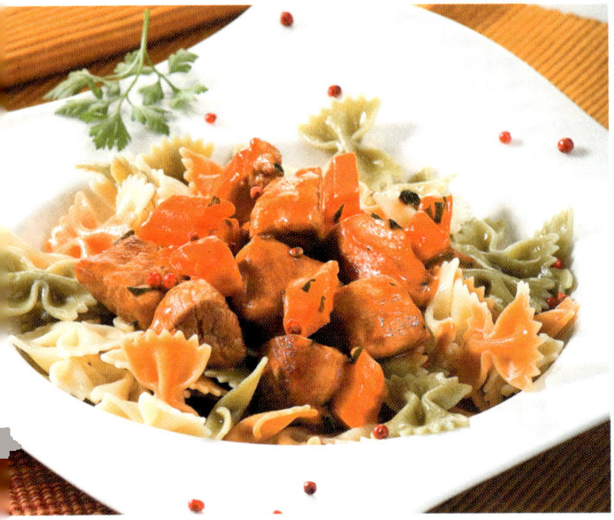

Abendessen

Selbst wenn Ihnen abends die Energie fehlt, länger als 30 Minuten in der Küche zu stehen, so können Sie mit diesen schnellen Rezepten etwas auf den Tisch bringen, das Ihnen zwar viel Energie liefert, aber trotzdem nicht lange im Magen liegen bleibt und den Schlaf stören könnte. Wie immer sind die Rezepte für eine Person berechnet. Wer nicht allein isst, nimmt einfach die doppelte Menge oder probiert zusätzlich die kalorienärmere Variante für jeden, der nicht zunehmen möchte, aus.

Kartoffelsuppe mit Blauschimmelkäse

1 Zwiebel · 1 Möhre (Karotte) · 250 g Kartoffeln
1 EL Rapsöl · Salz · Pfeffer
400 ml Gemüsebrühe (aus dem Glas)
50 g Blauschimmelkäse
1 EL Crème fraîche · 1 Scheibe Vollkornbrot

Zwiebel schälen und sehr klein schneiden. Die Möhre schälen und in kleine Würfel schneiden.

Kartoffeln waschen, schälen und in kleine Stücke schneiden. Vorbereitetes Gemüse in heißem Öl andünsten. Mit Salz und Pfeffer würzen.

Gemüse mit Brühe ablöschen. Die Suppe etwa 20 Minuten offen kochen lassen, pürieren und nochmals abschmecken. Käse klein schneiden, mit Crème fraîche vermischen, in die Suppe rühren und sofort servieren. Dazu eine Scheibe Vollkornbrot servieren.

Nährwerte	kcal	Eiweiß	Fett	KH	Ballastst.
	669	27 g	32 g	66 g	15 g

Tipps für besondere Bedürfnisse

- Bei Milchunverträglichkeit statt Crème fraîche Sojacreme nehmen und Blauschimmelkäse weglassen.
- Bei Schluckbeschwerden und Glutenunverträglichkeit das Brot weglassen oder sehr klein schneiden.

Alternative mit weniger Kalorien

Blauschimmelkäse auf 20 g reduzieren und Crème fraîche durch Frischkäse mit 5 % Fett ersetzen.

Gemüsesuppe mit Fleischklößchen

1 kleine Zwiebel · 1 kleines Ei
100 g gemischtes Hackfleisch (Faschiertes)
30 g Paniermehl (Brösel)
1/2 TL mittelscharfer Senf · Oregano, getrocknet
Salz · Pfeffer · 1 EL Rapsöl
200 g Tiefkühl-Mischgemüse
400 ml Rinderbrühe · Muskat
1 Bund Schnittlauch · 2 Scheiben Toastbrot

Zwiebel schälen und sehr fein schneiden, mit Ei, Hackfleisch, Paniermehl und Senf verkneten. Mit Oregano, Salz und Pfeffer würzen, zu fünf kleinen Bällchen formen und in heißem Öl braten.

Mischgemüse in die kochende Brühe einrühren und bei geringer Hitze etwa 5 Minuten garen, mit Muskat, Salz und Pfeffer würzen.

Hackbällchen zur Brühe geben. Schnittlauch waschen, trockenschwenken, in Röllchen schneiden und auf die Suppe streuen.

Toastbrot rösten und zur Suppe essen.

Nährwerte	kcal	Eiweiß	Fett	KH	Ballastst.
	783	47 g	43 g	51 g	6 g

Tipp für besondere Bedürfnisse

- Bei Schluckbeschwerden auf Fleischklößchen und Brot verzichten und das gekochte Gemüse mit der Suppe, dem Rapsöl und der Butter pürieren.

Alternative mit weniger Kalorien

Statt Fleischklößchen Toastbrotwürfel, die in einer Pfanne ohne Fett geröstet werden, in die Suppe geben.

Grüne Suppe

1 kleine Zwiebel · 1 Bund frisches Basilikum
50 g frische Spinatblätter · 3 Toastbrotscheiben
3 EL Olivenöl · 1 TL Mehl
300 ml Rinderbrühe (aus dem Glas) · 50 g Sahne
Salz · Pfeffer · Muskat · 2 EL geriebener Parmesan

Zwiebel schälen und sehr fein schneiden. Basilikum und Spinat waschen, Blätter abzupfen. Toastbrot in kleine Würfel schneiden, in 2 EL heißem Öl bräunen. Zwiebel in restlichem Öl dünsten. Mit Mehl bestäuben, mit Brühe aufgießen. 5 Minuten kochen lassen.

Basilikum- und Spinatblätter in kochendem Salzwasser kurz blanchieren, herausnehmen und mit kaltem Wasser übergießen. Gut abtropfen lassen, mit Sahne und etwas heißer Brühe pürieren. Mit Salz, Pfeffer und Muskat kräftig würzen. Püree in die Suppe rühren. Mit Croûtons und Parmesan servieren.

Nährwerte	kcal	Eiweiß	Fett	KH	Ballastst.
	768	18 g	61 g	37 g	4 g

Tipps für besondere Bedürfnisse

- Bei Schluckbeschwerden auf Croûtons verzichten.
- Bei Milchunverträglichkeit Sahne durch Sojacreme oder bei Laktasemangel durch milchzuckerfreie Sahne ersetzen.

Alternative mit weniger Kalorien

Sahne durch 50 g Frischkäse (5 % Fett) und 50 ml Rinderbrühe ersetzen. Toastbrotscheiben ohne Fett rösten.

Maiscremesuppe

1 kleine Zwiebel · 1 EL Rapsöl
200 g Maiskörner
400 ml Gemüsebrühe (aus dem Glas)
150 g Crème fraîche · Salz · Pfeffer
Cayennepfeffer · 1/2 Bund Schnittlauch

Zwiebel schälen, klein schneiden und in heißem Öl glasig dünsten. Mais zugeben und sofort mit der Brühe ablöschen. Zugedeckt bei schwacher Hitze 10 Minuten kochen lassen.

Suppe pürieren, durch ein Sieb passieren, mit 100 g Crème fraîche verrühren, mit Salz, Pfeffer und Cayennepfeffer würzen und erhitzen.

Schnittlauch waschen, trockenschwenken und in Röllchen schneiden.

Suppe in einen Teller geben, mit der restlichen Crème fraîche und dem Schnittlauch servieren.

Nähr-werte	kcal	Eiweiß	Fett	KH	Ballastst.
	738	17 g	59 g	35 g	7 g

Tipp für besondere Bedürfnisse

- Bei Milchunverträglichkeit Crème fraîche durch Sojacreme ersetzen.

Alternative mit weniger Kalorien

Crème fraîche durch Frischkäse (5 % Fett), verrührt mit etwas Gemüsebrühe, ersetzen.

Kürbiscreme

1 kleine Zwiebel · 1 Möhre (Karotte)
100 g Kürbisfleisch ohne Schale · 3 EL Rapsöl
200 ml Geflügelbrühe (aus dem Glas)
50 g Mandelmus · Salz · Pfeffer · Muskat
mildes Currypulver · 100 g Crème fraîche

Zwiebel und Möhre schälen und sehr fein schneiden. Das Kürbisfleisch in Stücke schneiden. Gemüse in heißem Öl dünsten und mit Brühe ablöschen. Aufkochen lassen und zugedeckt bei geringer Hitze 10 Minuten kochen. Mandelmus zugeben, pürieren und mit Salz, Pfeffer, Muskat und Curry würzen. Kürbiscreme mit Crème fraîche servieren.

Nähr-werte	kcal	Eiweiß	Fett	KH	Ballastst.
	954	22 g	86 g	24 g	11 g

Tipp für besondere Bedürfnisse

- Bei Milchunverträglichkeit Crème fraîche und Sahne durch Sojacreme ersetzen.

Alternative mit weniger Kalorien

Zwei geschälte, in große Würfel geschnittene, mehligkochende Kartoffeln mitkochen und pürieren, dafür auf Sahne, Mandelmus und Crème fraîche verzichten.

Linsensuppe mit Salamischeiben

1 kleine Lauchstange · 2 EL Olivenöl
50 g rote Linsen · 1 TL Zitronensaft
400 ml Gemüsebrühe · 50 g Salami
Salz · Pfeffer · Rosenpaprika
1/2 Bund Petersilie · 1 Scheibe Vollkornbrot

Lauchstange längs aufschneiden, unter fließendem Wasser sorgfältig waschen, putzen, die dunkelgrünen Enden abschneiden. Lauch in Ringe schneiden und in heißem Olivenöl glasig dünsten. Linsen kurz mitdünsten, mit Zitronensaft und Brühe ablöschen. Bei geringer Hitze zugedeckt etwa 15 Minuten garen.

Salami von der Haut befreien und in feine Streifen schneiden. In die Suppe geben und mit Salz, Pfeffer und Rosenpaprika würzen. 5 Minuten ziehen lassen. Die Petersilie waschen, trockenschwenken und die Blätter sehr fein schneiden. Suppe damit servieren. Das Vollkornbrot zur Suppe reichen.

Nährwerte	kcal	Eiweiß	Fett	KH	Ballaststr.
	686	33 g	38 g	53 g	13 g

Tipps für besondere Bedürfnisse

- Bei Schluckbeschwerden Salami und Brot weglassen oder in sehr kleine Stücke schneiden und in der Suppe mitkochen.
- Bei Glutenunverträglichkeit ebenfalls das Brot weglassen.

Alternative mit weniger Kalorien

Salami weglassen und statt 1 Esslöffel nur 1 Teelöffel Olivenöl verwenden.

Lachs-Papaya-Eintopf

1 kleine Zwiebel · 3 EL Rapsöl
200 ml Geflügelbrühe
100 g Lachsfilet ohne Haut
Salz · Pfeffer · Zitronensaft
1 cm frische Ingwerwurzel · 1/2 Papaya
150 ml Kokoscreme · 1 TL mildes Currypulver
2 Scheiben Toastbrot

Zwiebel schälen, klein schneiden und in heißem Öl dünsten, mit Brühe ablöschen.

Fischfilet in etwa 1 cm breite Streifen schneiden. Mit Salz, Pfeffer und Zitronensaft würzen. Ingwer schälen, in schmale Streifen schneiden und zum Fisch geben. Papaya entkernen, schälen, und in kleine Streifen schneiden, mit Fisch, Kokoscreme und Currypulver zur Suppe geben. Zugedeckt bei geringer Hitze fünf Minuten ziehen lassen. Mit Salz, Pfeffer und Currypulver abschmecken. Toastbrot rösten und zur Suppe servieren.

Nährwerte	kcal	Eiweiß	Fett	KH	Ballaststr.
	901	30 g	75 g	28 g	5 g

Tipp für besondere Bedürfnisse

- Bei Schluckbeschwerden und Glutenunverträglichkeit das Toastbrot weglassen.

Alternative mit weniger Kalorien

Zwiebel in weniger Öl anbraten und Kokoscreme weglassen, dafür mehr Geflügelbrühe zur Suppe geben. Lachs gegen einen fettarmen Fisch z. B. Scholle austauschen.

Kohlrabisuppe

1 Zwiebel · 150 g Kohlrabi · 1 Kartoffel
2 EL Rapsöl · Salz · Pfeffer · Muskat
1/4 Bund Petersilie · 300 ml Gemüsebrühe
2 EL Crème fraîche · 2 Scheiben Vollkornbrot

Zwiebel, Kohlrabi und Kartoffel schälen und klein schneiden. Alles in heißem Öl dünsten und mit Brühe ablöschen. Mit Salz, Pfeffer und Muskat würzen. Bei geringer Hitze zugedeckt etwa 15 Minuten fertig garen. Petersilie waschen, trockenschwenken und Blätter grob hacken.

Suppe mit Crème fraîche pürieren, mit Salz, Pfeffer und Muskat abschmecken. Mit Petersilie servieren. Dazu das Vollkornbrot reichen.

Nährwerte	kcal	Eiweiß	Fett	KH	Ballastst.
	659	18 g	37 g	62 g	15 g

Tipps für besondere Bedürfnisse

- Bei Milchunverträglichkeit Crème fraîche und Sahne durch Sojacreme ersetzen.
- Bei Schluckbeschwerden oder Glutenunverträglichkeit das Vollkornbrot weglassen.

Alternative mit weniger Kalorien

Crème fraîche durch Frischkäse (5 % Fett) ersetzen.

Gurken-Melonen-Salat

1 EL Mandelblättchen · 1/2 kleine Ogenmelone
2 kleine eingelegte Gewürzgurken
2 große Scheiben gekochter Schinken
2 EL Olivenöl · Salz · Pfeffer
1/2 Bund Schnittlauch · 50 g Crème fraîche
2 Scheiben Toastbrot · 200 ml Karottensaft

Mandelblättchen ohne Fett in einer Pfanne rösten. Fruchtfleisch der Ogenmelone aus der Schale lösen und mit den Gurken und dem Schinken klein schneiden. Alles mit Olivenöl vermengen und mit Salz und Pfeffer würzen. Schnittlauch waschen, trockenschwenken, in feine Röllchen schneiden und unter die Crème fraîche rühren. Salat mit Schnittlauchcreme und Mandelblättchen vermengen. Das Toastbrot rösten und mit dem Karottensaft zum Salat servieren.

Nährwerte	kcal	Eiweiß	Fett	KH	Ballastst.
	677	20 g	45 g	49 g	5 g

Tipps für besondere Bedürfnisse

- Bei Milchunverträglichkeit auf Crème fraîche verzichten und Schnittlauch auf den Salat geben.
- Bei Schluckbeschwerden oder Glutenunverträglichkeit auf das Toastbrot verzichten.

Alternative mit weniger Kalorien

Auf Olivenöl und Crème fraîche verzichten, Schnittlauch auf den Salat streuen.

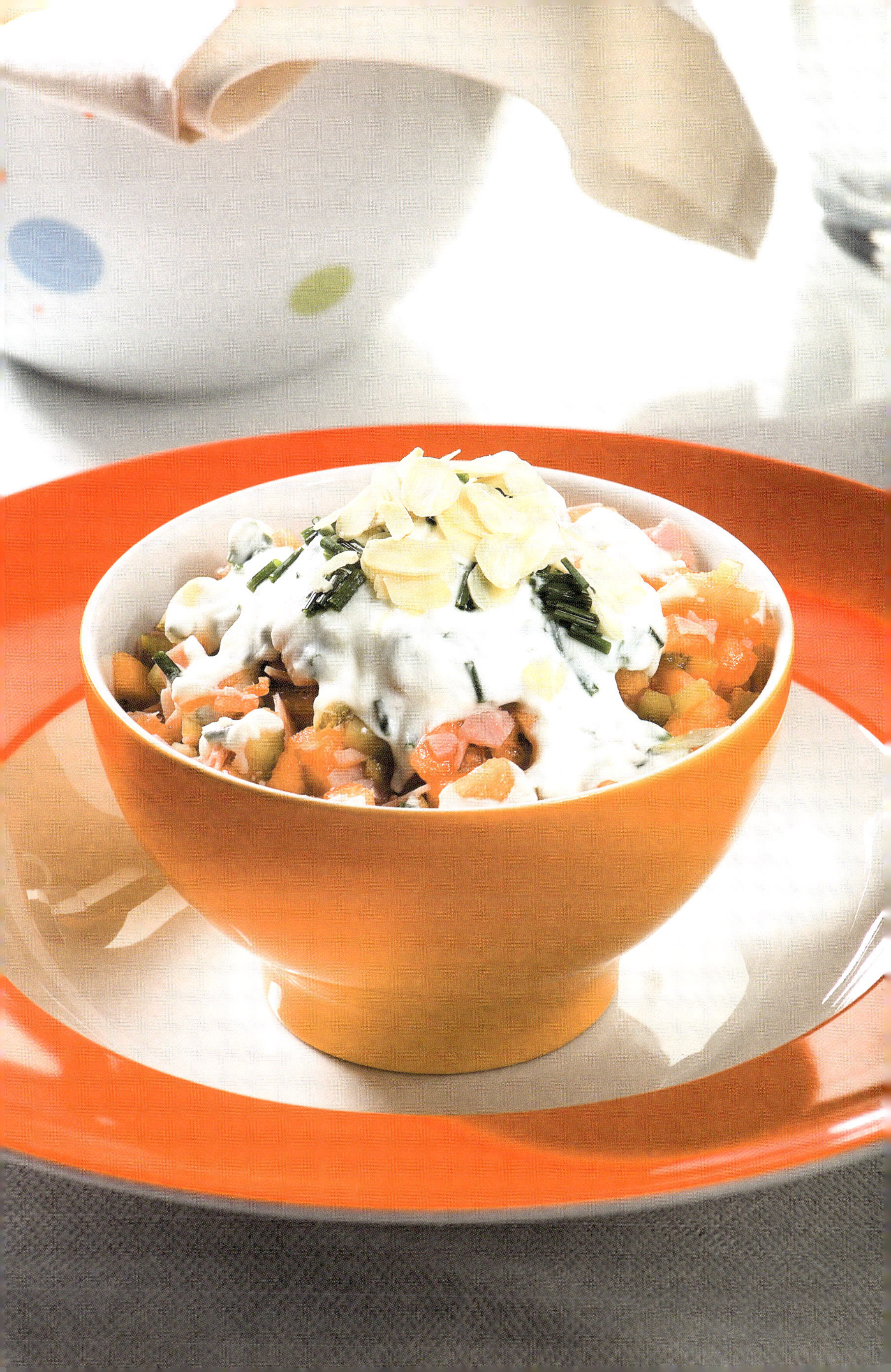

Nudelsuppe mit Hähnchen

1 Knoblauchzehe · 2 Frühlingszwiebeln
400 ml Wasser · 100 ml Sojasoße
100 ml Traubensaft · 100 g Hähnchenfilet
2 Eier · Salz · Pfeffer
10 ml Olivenöl · 100 g Penne

Knoblauch schälen und klein schneiden. Frühlingszwiebeln putzen und in feine Ringe schneiden. Wasser, Sojasoße und Traubensaft mit Knoblauch und Frühlingszwiebeln aufkochen, Fleisch und Eier darin 10 Minuten garen.

Fleisch herausnehmen und in Würfel schneiden. Eier pellen (schälen) und halbieren. Brühe durch ein Sieb gießen, mit Salz und Pfeffer würzen. Öl zugeben und Penne darin nach Packungsanweisung bei geringer Hitze kochen. Fleisch zur Nudelsuppe geben, kurz erwärmen und mit den Eihälften servieren.

Nährwerte	kcal	Eiweiß	Fett	KH	Ballastst.
	872	61 g	25 g	98 g	6 g

Tipp für besondere Bedürfnisse

- Bei Schluckbeschwerden Penne gegen kleine Buchstabennudeln austauschen.

Alternative mit weniger Kalorien

Auf Olivenölzugabe und Eier verzichten.

Selleriesuppe

2 Scheiben Toastbrot · 200 g Knollensellerie
1 kleine Zwiebel · 1 EL Rapsöl
400 ml Geflügelbrühe (aus dem Glas)
50 g Frischkäse · 50 g Sahne · Salz
Pfeffer · Muskat · 1/2 Bund Schnittlauch

Toastbrot rösten. Sellerie und Zwiebel schälen und in kleine Würfel schneiden, in heißem Öl dünsten, mit Brühe ablöschen und zugedeckt bei geringer Hitze 10 Minuten garen. Frischkäse mit der Sahne verrühren und in die Suppe geben. Pürieren und mit Salz, Pfeffer und Muskat würzen.

Getoastete Brotscheiben in große Würfel schneiden. Schnittlauch waschen, trockenschwenken, hacken und mit den Brotwürfeln auf die Suppe geben.

Nährwerte	kcal	Eiweiß	Fett	KH	Ballastst.
	654	18 g	52 g	29 g	9 g

Tipp für besondere Bedürfnisse

- Bei Schluckbeschwerden auf Toastbrotwürfel verzichten.

Alternative mit weniger Kalorien

Frischkäse mit 5 % Fett verwenden und diesen nicht mit Sahne, sondern mit etwas Brühe verrühren.

Tipp bei Glutenunverträglichkeit (gilt für alle Nudelgerichte)

- Entweder generell auf Nudelgerichte verzichten oder glutenfreie Nudeln (Reformhaus) verwenden.

Nudelsalat mit Kräuterröllchen

100 g Penne · Salz · Pfeffer
100 g kleine Keniabohnen, tiefgekühlt
150 g Hähnchenfilet · 2 EL Crème fraîche
1 EL Rapsöl · 1/2 Bund Lauchzwiebeln
2 EL Mayonnaise · 1 TL Tomatenmark
1/2 TL Zitronensaft · 6 Cocktailtomaten
1 kleine Zwiebel, fein geschnitten

Penne in reichlich Salzwasser kochen. Bohnen in etwas Wasser auftauen lassen, kurz garen und abkühlen lassen. Fleisch flach klopfen, eine Seite mit Crème fraîche bestreichen, mit Salz und Pfeffer würzen, aufdrehen, mit einem Holzstäbchen feststecken. In heißem Öl anbraten und zugedeckt bei kleiner Hitze etwa 10 Minuten gar ziehen lassen. Lauchzwiebeln in dünne Ringe schneiden und mit Mayonnaise, Tomatenmark und Zitronensaft vermengen. Tomaten vierteln. Penne abgießen und mit Bohnen, Tomaten, Zwiebel und der Lauchzwiebel-Mayonnaise vermengen, mit Salz und Pfeffer würzen. Röllchen aufschneiden und auf dem Salat anrichten.

Nährwerte	kcal	Eiweiß	Fett	KH	Ballastst.
	882	54 g	36 g	85 g	12 g

Tipps für besondere Bedürfnisse

- Bei Milchunverträglichkeit Crème fraîche und Vollmilch durch 6 EL Sojacreme ersetzen.
- Bei Schluckbeschwerden Penne und Fleisch weglassen, Bohnen und Lauchzwiebeln fein schneiden, unter die Mayonnaise geben. Tomaten getrennt dazu essen.

Alternative mit weniger Kalorien

Crème fraîche gegen Frischkäse (5 % Fett) und Mayonnaise gegen Salatcreme austauschen.

Spagetti mit Paprika und Pinienkernen

2 Paprikaschoten · 1 Knoblauchzehe
30 g Pinienkerne · 100 g Spagetti
Salz · 1 EL Olivenöl · Pfeffer
1/2 Bund Basilikum · 2 TL geriebener Parmesan
200 ml Fruchtsaft

Paprika von Kernen und weißen Innenhäuten befreien, sehr fein schneiden. Knoblauch schälen und durch die Presse drücken. Pinienkerne ohne Fett in einer Pfanne rösten.

Spagetti nach Packungsanweisung in reichlich Salzwasser garen. Knoblauch, Paprikastücke und geröstete Pinienkerne in heißem Öl dünsten, mit Salz und Pfeffer würzen und bei geringer Hitze warm halten. Basilikum waschen, trockenschwenken und die Blätter grob hacken. Gegarte Spagetti abgießen, mit der Paprika-Pinienkern-Soße vermengen und mit reichlich Basilikum und Parmesan servieren. Fruchtsaft dazutrinken.

Nährwerte	kcal	Eiweiß	Fett	KH	Ballastst.
	839	28 g	31 g	107 g	18 g

Tipp für besondere Bedürfnisse

- Bei Milchunverträglichkeit Parmesan weglassen.

Alternative mit weniger Kalorien

Auf Pinienkerne verzichten.

Spagetti Carbonara

100 g Spagetti · Salz
50 g durchwachsener Speck · 3 EL Sahne
1 kleines Ei · 2 EL geriebener Parmesan
100 g tiefgekühlte Erbsen · Pfeffer
200 ml Fruchtsaft

Spagetti in reichlich Salzwasser nach Packungsanweisung kochen, sie sollten nicht ganz durchgekocht, sondern noch bissfest sein. Speck in kleine Würfel schneiden und in einer großen Pfanne knusprig braten. Sahne mit Ei, Parmesan und etwas heißem Nudelwasser verrühren.

Spagetti abgießen, sorgfältig abtropfen lassen, mit den Tiefkühlerbsen in die Pfanne zum Speck geben. Kurz erhitzen. Die Eiersahne unterrühren und stocken lassen. Mit Salz und Pfeffer würzen und sofort servieren. Dazu einen beliebigen Fruchtsaft trinken.

Nährwerte	kcal	Eiweiß	Fett	KH	Ballastst.
	956	44 g	36 g	109 g	11 g

Tipps für besondere Bedürfnisse

- Bei Milchunverträglichkeit Parmesan weglassen und statt Sahne Sojacreme nehmen.
- Bei starken Verdauungsproblemen fettreduzierte Variante wie unten beschrieben wählen.

Alternative mit weniger Kalorien

Speck durch einen Lachsschinken ersetzen, Schinkenwürfel mit der Eiersahne verrühren und wie beschrieben unter die Spagetti rühren. Sahne zur Hälfte durch Milch ersetzen. Parmesan auf die Hälfte reduzieren.

Hähnchensalat mit Nudeln

100 g Penne · Salz · 1 Knoblauchzehe
1 Bund Basilikum · 2 EL geriebener Parmesan
1 EL Pinienkerne · 3 EL Olivenöl · 1 EL Zitronensaft
1/2 Bund Lauchzwiebeln · 5 Cocktailtomaten
150 g Hähnchenfilet · Pfeffer

Nudeln nach Packungsanweisung in reichlich Salzwasser kochen.

Knoblauch schälen und durch eine Presse drücken. Basilikum waschen, trockenschwenken und die Blätter sehr fein hacken. Parmesan mit Knoblauch, Basilikum und Pinienkernen im Mörser zerreiben oder im Mixer pürieren, dabei nach und nach insgesamt zwei Esslöffel Olivenöl zugeben. Mit Zitronensaft würzen. Lauchzwiebeln waschen, putzen und in feine Ringe schneiden. Tomaten waschen, putzen und klein schneiden.

Nudeln abgießen, abtropfen und kurz abkühlen lassen. Mit Lauchzwiebeln, Tomaten und Pesto mischen. Fleisch in einem Esslöffel heißem Öl von allen Seiten anbraten, mit Salz und Pfeffer würzen, aufschneiden und auf den Salat geben.

Nährwerte	kcal	Eiweiß	Fett	KH	Ballastst.
	944	58 g	45 g	77 g	8 g

Tipp für besondere Bedürfnisse

- Bei Milchunverträglichkeit Parmesan weglassen.

Alternative mit weniger Kalorien

Parmesan, Pinienkerne und Olivenöl weglassen, stattdessen Basilikum klein schneiden und zu den Nudeln geben.

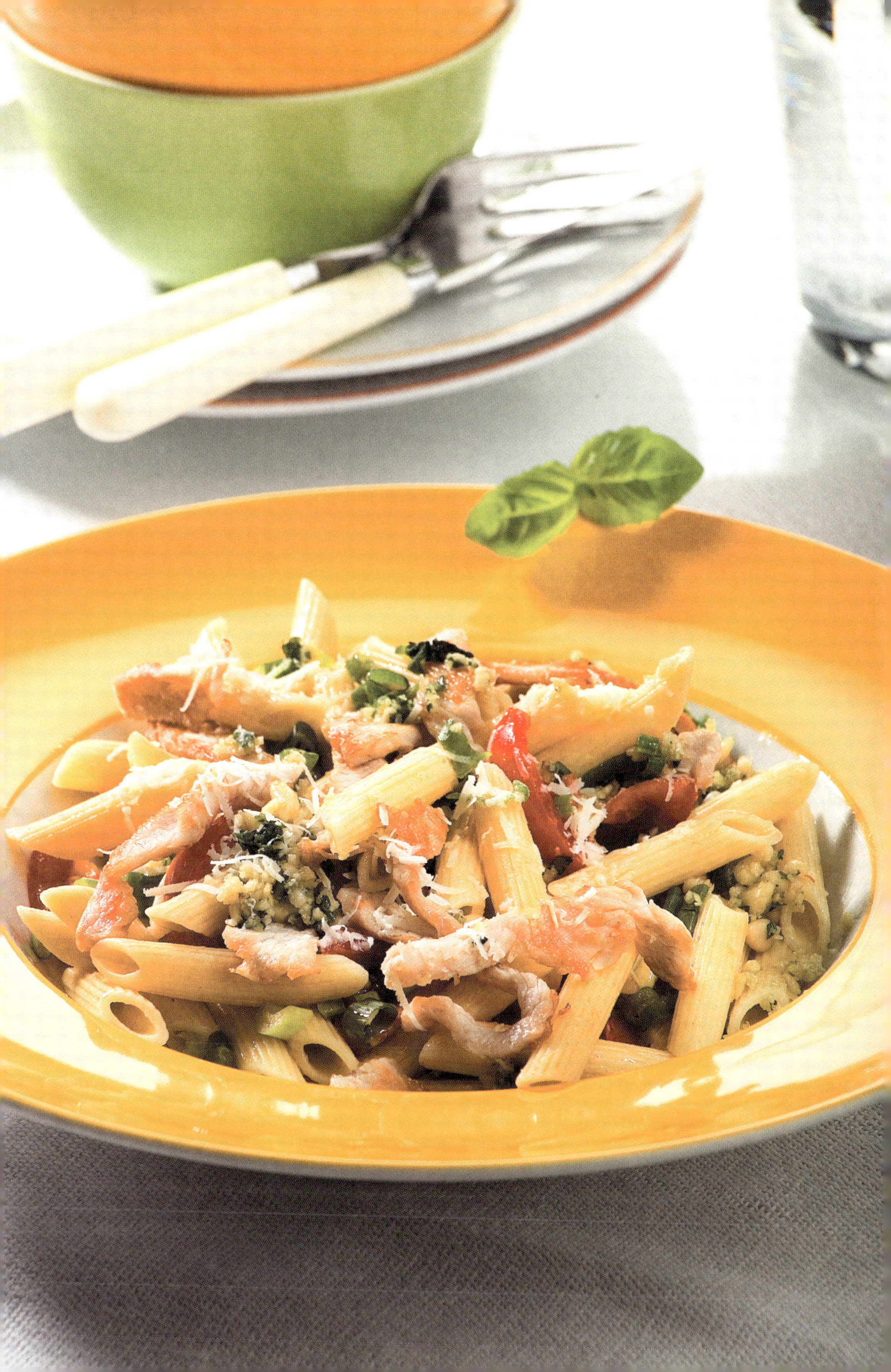

Muschelnudeln mit Garnelen

1 Zwiebel · 1 EL Olivenöl · 1 kleine rote Chilischote
1 TL mildes Currypulver
75 g Tomatenpüree (aus der Packung)
50 ml Brühe · 1 TL Oregano, getrocknet
150 g Garnelen, küchenfertig · Salz · Pfeffer
10 g Walnüsse · 100 g Muschelnudeln
1 EL geriebener Parmesan · 200 ml Fruchtsaft

Zwiebel schälen, klein schneiden und in heißem Olivenöl dünsten. Chilischote längs aufschneiden, Kerne sorgfältig entfernen und Schote sehr fein hacken. Mit Currypulver und Tomatenpüree zu den Zwiebelstücken geben und mit der Brühe ablöschen.

Oregano und Garnelen zugeben, mit Salz und Pfeffer würzen und kurz zugedeckt bei geringer Hitze einkochen lassen.

Walnüsse ohne Fett kurz rösten. Nudeln nach Packungsanweisung in reichlich Salzwasser kochen, Wasser abgießen und Nudeln mit den Garnelen, Walnüssen und dem Parmesan servieren. Dazu einen Saft trinken.

Nährwerte	kcal	Eiweiß	Fett	KH	Ballastst.
	851	51 g	24 g	102 g	7 g

Tipp für besondere Bedürfnisse

- Bei Milchunverträglichkeit Parmesan weglassen.

Alternative mit weniger Kalorien

Olivenöl und Parmesan auf die Hälfte reduzieren.

Bandnudeln mit Muscheln

10 Cocktailtomaten
6 schwarze, entsteinte Oliven · 1 Knoblauchzehe
2 EL Olivenöl · 100 g Champignons
150 g Muscheln (aus dem Glas)
1/2 TL Thymian, getrocknet · Salz · Pfeffer
100 g Bandnudeln · 1/2 Bund Petersilie
1 EL geriebener Parmesan

Tomaten waschen, putzen und mit den Oliven in kleine Stücke schneiden. Knoblauch schälen und durch die Presse drücken. Alles in heißem Öl dünsten. Pilze abreiben, putzen und in sehr dünne Scheiben schneiden. Mit Muscheln und Thymian zum Gemüse geben und zugedeckt bei geringer Hitze kurz garen, mit Salz und Pfeffer würzen und warm halten.

Bandnudeln nach Packungsanweisung in reichlich Salzwasser kochen. Petersilie waschen, trockenschwenken und die Blätter grob hacken. Nudeln abgießen, mit der Muschelsoße, der Petersilie und dem Parmesan servieren.

Nährwerte	kcal	Eiweiß	Fett	KH	Ballastst.
	806	37 g	35 g	85 g	11 g

Tipp für besondere Bedürfnisse

- Bei Milchunverträglichkeit Parmesan weglassen.

Alternative mit weniger Kalorien

Olivenöl und Parmesan auf die Hälfte reduzieren.

Fettuccine mit Erdnüssen

100 g Fettuccine126 · Salz · 1 kleine Zwiebel
2 EL Olivenöl · 50 g geröstete Erdnüsse
1 Bund Petersilie · Pfeffer
1 TL mildes Currypulver
1 EL geriebener Parmesan

Fettuccine nach Packungsanweisung in reichlich Salzwasser garen. Zwiebel schälen und klein schneiden. In einer großen Pfanne Olivenöl erhitzen, Zwiebel darin dünsten. Erdnüsse fein hacken, zur Zwiebel geben und warm halten. Petersilie waschen, trockenschwenken, Blätter hacken. Nudeln abgießen, gründlich abtropfen lassen und in die Pfanne geben. Mit Salz, Pfeffer und Currypulver würzen und mit Petersilie und Parmesan servieren.

Nährwerte	kcal	Eiweiß	Fett	KH	Ballaststoffe.
	863	32 g	49 g	76 g	11 g

Tipp für besondere Bedürfnisse

- Bei Milchunverträglichkeit Parmesan weglassen.

Alternative mit weniger Kalorien

Erdnüsse und Parmesan auf die Hälfte reduzieren.

Vollkornnudeln mit Lauch und Käsesoße

1 dünne Lauchstange · 2 EL Olivenöl
2 EL Cashewkerne · 100 g Vollkornnudeln
Salz · Pfeffer · Muskat · 50 ml Sahne
40 g Emmentaler, gerieben

Lauch längs einschneiden, gründlich waschen und putzen, dabei das dunkelgrüne Ende abschneiden. Lauch in feine Ringe schneiden, in heißem Olivenöl dünsten. Cashewkerne zugeben, mit Salz, Pfeffer und Muskat würzen und bei geringer Hitze warm halten.

Nudeln in reichlich Salzwasser kochen. Sahne aufkochen, Emmentaler zugeben und unter ständigem Rühren schmelzen lassen und würzen. Nudeln abgießen und mit dem Lauch und der Käsesoße servieren.

Nährwerte	kcal	Eiweiß	Fett	KH	Ballaststoffe.
	938	30 g	61 g	68 g	12 g

Tipps für besondere Bedürfnisse

- Bei Milchunverträglichkeit den Käse weglassen, Sahne gegen Sojacreme tauschen, die Sojacreme unter den Lauch geben und anstelle der Käsesoße die Lauchsoße unter die Nudeln geben.
- Bei Verdauungsproblemen kalorienreduzierte Version, wie unten beschrieben, zubereiten.

Alternative mit weniger Kalorien

Wie beim Tipp zur Milchunverträglichkeit beschrieben, auf die Käsesoße verzichten. Die Lauchsoße kann kalorienreduziert auch mit einer angerührten Creme aus 50 g Frischkäse (5 % Fett) und etwas Brühe zubereitet werden.

Nudelauflauf

100 g Bandnudeln · Salz
2 Scheiben gekochter Schinken · 1 roter Paprika
1 Zwiebel · 1 Ei · 75 g Sahne · Pfeffer
Rosenpaprika · 1/2 TL Oregano, getrocknet
100 g Mais (Dose) · 30 g geriebener Parmesan

Nudeln in reichlich Salzwasser kochen. Schinken in Streifen schneiden, Paprika putzen und in kleine Würfel schneiden. Zwiebel schälen und klein schneiden. Backofen auf 200 °C vorheizen.

Ei mit Sahne verrühren, mit Salz, Pfeffer, Rosenpaprika und Oregano gut würzen. Nudeln mit Schinken, Paprika, Zwiebel, Mais und der Hälfte des Parmesans vermengen, mit der Eiersahne verrühren. In eine gefettete kleine Form geben, mit restlichem Parmesan bestreuen und 45 Minuten im vorgeheizten Backofen (Umluft 180 °C) backen.

Nähr-werte	kcal	Eiweiß	Fett	KH	Ballaststoff.
	984	45 g	44 g	100 g	14 g

Tipps für besondere Bedürfnisse

- Bei Milchunverträglichkeit Parmesan und Sahne durch Sojacreme ersetzen und in die Auflauf-Mischung zusätzlich ein Ei und eine gewürfelte Toastbrotscheibe geben.
- Bei Verdauungsproblemen kalorienärmere Variante wählen (siehe unten) und bei geringerer Temperatur backen, so dass keine schwerverdauliche goldbraune Kruste entsteht.

Alternative mit weniger Kalorien

Wie beim Tipp zur Milchunverträglichkeit beschrieben auf Parmesan verzichten.

Schmetterlingsnudeln mit Schweinefleischragout

1 Zwiebel · 1 große Karotte · 1/2 Bund Petersilie
100 g Schweinefilet · 1 EL Rapsöl
Salz · Pfeffer · 1 TL Tomatenmark
150 ml Fleischbrühe (aus dem Glas)
Oregano, getrocknet · 100 g Schmetterlingsnudeln
2 EL Crème fraîche · rote Pfefferkörner
200 ml Fruchtsaft

Zwiebel und Karotte schälen und klein schneiden. Petersilie waschen, trockenschwenken und sehr fein hacken. Fleisch in kleine Würfel schneiden und in heißem Öl kurz anbraten, mit Salz und Pfeffer würzen, aus der Pfanne nehmen. Im verbliebenen Öl Karotte und Zwiebel dünsten, Tomatenmark zugeben und mit Brühe ablöschen. Fleisch mit etwas Oregano zugeben und bei geringer Hitze zugedeckt kurz kochen lassen.

Nudeln nach Packungsanweisung in reichlich Salzwasser kochen. Wasser abgießen. Die Soße mit Crème fraîche und gehackter Petersilie verrühren und unter die Nudeln geben. Mit roten Pfefferkörnern bestreuen. Dazu einen Fruchtsaft trinken.

Nähr-werte	kcal	Eiweiß	Fett	KH	Ballaststoff.
	847	41 g	27 g	107 g	11 g

Tipp für besondere Bedürfnisse

- Bei Milchunverträglichkeit Parmesan weglassen und statt Crème fraîche Sojacreme nehmen.

Alternative mit weniger Kalorien

Crème fraîche weglassen und Parmesan auf die Hälfte reduzieren.

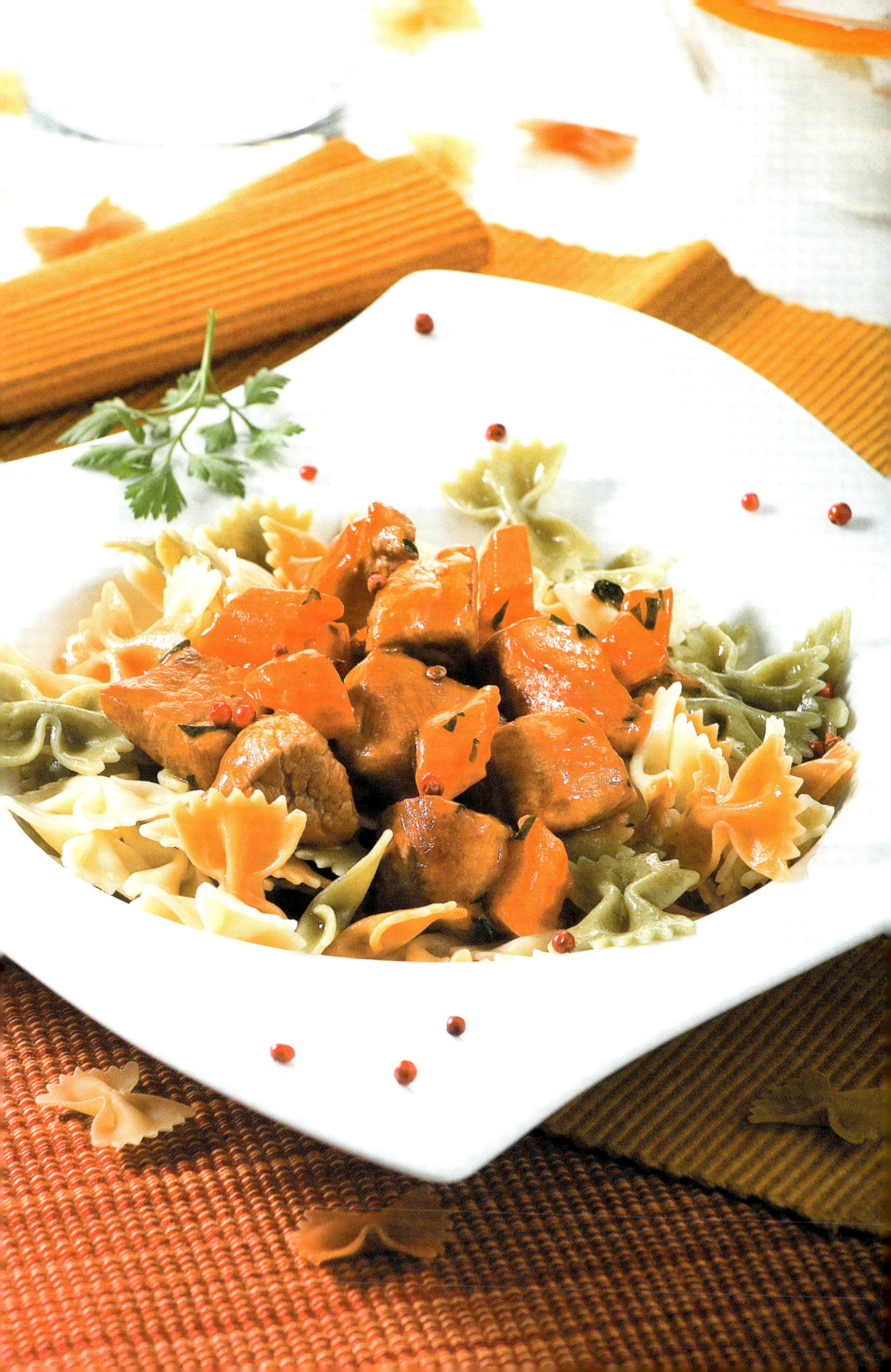

Bandnudeln mit Geflügelleber und Spinat

100 g Bandnudeln · Salz
100 g Spinat, tiefgekühlt · 1 Knoblauchzehe
1 kleine Zwiebel · 100 g Geflügelleber
2 EL Olivenöl · 1/2 TL Oregano, getrocknet
100 g Crème fraîche Kräuter
Pfeffer · Muskat · 1 EL geriebener Parmesan

Bandnudeln nach Packungsanweisung in reichlich Salzwasser kochen. Tiefgekühlten Spinat in etwas Wasser bei mittlerer Hitze auftauen lassen. Knoblauch schälen, durch eine Presse drücken und zum Spinat geben. Zwiebel schälen, klein schneiden, Geflügelleber klein schneiden. In einem großen Topf Öl erhitzen, Zwiebel und Leber darin kurz bei geringer Hitze dünsten.

Nudeln abgießen, mit der Crème fraîche Kräuter unter die Leberstücke geben. Spinat zugeben, mit Salz, Pfeffer und Muskat würzen. Mit Parmesan servieren. Dazu ein Glas Fruchtsaft trinken.

Nähr-werte	kcal	Eiweiß	Fett	KH	Ballastst.
	866	42 g	30 g	103 g	9 g

Tipp für besondere Bedürfnisse

- Bei Milchunverträglichkeit Parmesan weglassen und Crème fraîche durch Sojacreme und gehackten Schnittlauch ersetzen.

Alternative mit weniger Kalorien

Statt Crème fraîche Kräuter Kräuter-Frischkäse (5 % Fett) verwenden und Parmesan um die Hälfte reduzieren.

Penne mit Pilzen

100 g Penne · Salz · 200 g Champignons
1 Knoblauchzehe · 2 EL Olivenöl · Pfeffer
1/2 Bund Petersilie · 100 ml Fleischbrühe
50 g Crème fraîche · 1 EL geriebener Parmesan
200 ml Fruchtsaft

Penne nach Packungsanweisung in reichlich Salzwasser kochen. Champignons abreiben, putzen und in Scheiben schneiden. Knoblauchzehe schälen und in hauchdünne Scheiben schneiden. In einer großen Pfanne Öl erhitzen und Knoblauch und Pilze darin dünsten. Petersilie waschen, trockenschwenken und die Blätter hacken. Pilze mit Brühe ablöschen, Petersilie zugeben und kurz erhitzen. Mit Salz und Pfeffer würzen.

Nudeln abgießen, sorgfältig abtropfen lassen und mit Crème fraîche unter die Pilze geben. Mit Parmesan servieren. Dazu ein Glas Fruchtsaft trinken.

Nähr-werte	kcal	Eiweiß	Fett	KH	Ballastst.
	897	26 g	43 g	99 g	9 g

Tipp für besondere Bedürfnisse

- Bei Milchunverträglichkeit Parmesan weglassen und Crème fraîche durch Sojacreme ersetzen.

Alternative mit weniger Kalorien

Statt Crème fraîche Frischkäse (5 % Fett), verrührt mit etwas Brühe, verwenden und Parmesan um die Hälfte reduzieren.

Bunte Pfanne mit Mais

150 g Erbsen, tiefgekühlt
150 g Mais aus der Dose · 1 kleine Zwiebel
1 Karotte · 2 EL Olivenöl · 1/2 Bund Schnittlauch
4 EL Crème fraîche Kräuter

Erbsen in einem Topf in wenig Wasser bei mittlerer Hitze auftauen lassen. Mais abtropfen lassen. Zwiebel und Karotte schälen und klein schneiden. In einer großen Pfanne Öl erhitzen, Zwiebel- und Karottenstücke darin dünsten. Erbsen und Mais zugeben, bei geringer Hitze zugedeckt garen.

Schnittlauch waschen, trockenschwenken, fein hacken und mit der Crème fraîche Kräuter unter die Gemüsemischung geben. Dazu den Fruchtsaft trinken.

Nährwerte	kcal	Eiweiß	Fett	KH	Ballastst.
	691	21 g	32 g	75 g	18 g

Tipp für besondere Bedürfnisse

- Bei Milchunverträglichkeit Crème fraîche durch Sojacreme oder Kokoscreme ersetzen.

Alternative mit weniger Kalorien

Statt Crème fraîche Kräuter einen Kräuter-Frischkäse (5 % Fett) verwenden.
Olivenöl halbieren.

Penne mit Hähnchen

50 g Champignons · 100 g Hähnchenfilet
100 g Penne · Salz · 1 EL Olivenöl · 50 ml Sahne
1/2 TL Zitronensaft · 1 TL Oregano, getrocknet
Pfeffer · mildes Currypulver
1 EL geriebener Parmesan

Champignons mit einem Küchentuch abreiben, putzen und in Scheiben schneiden. Fleisch in Würfel schneiden. Penne nach Packungsanweisung in reichlich Salzwasser kochen.

Fleisch in heißem Öl anbraten, Champignons, Sahne und Zitronensaft zugeben und bei geringer Hitze kurz garen. Eventuell etwas vom Nudelwasser zugeben. Mit Oregano, Salz, Pfeffer und etwas Currypulver würzen.

Penne abgießen und mit dem Hähnchenragout und dem Parmesan servieren.

Nährwerte	kcal	Eiweiß	Fett	KH	Ballastst.
	734	42 g	31 g	72 g	6 g

Tipp für besondere Bedürfnisse

- Bei Milchunverträglichkeit Parmesan weglassen und Sahne durch Sojacreme ersetzen.

Alternative mit weniger Kalorien

Statt Sahne 50 g Frischkäse (5 % Fett), verrührt mit etwas Brühe, verwenden und Parmesan um die Hälfte reduzieren.

Kabeljau unter der Kräuterkruste

200 g Kartoffeln · 200 g Kabeljaufilet
3 TL Zitronensaft · Salz · Pfeffer · Bund Dill
4 EL Paniermehl (Brösel) · 1 Ei
4 EL Crème fraîche · Fett für die Form

Kartoffeln schälen, in wenig Salzwasser garen.

Backofen auf 200 °C vorheizen. Fisch mit zwei Teelöffeln Zitronensaft beträufeln und mit Salz und Pfeffer würzen. In eine gefettete Auflaufform geben. Dill waschen, trockenschwenken, grobe Stiele entfernen und Dill fein hacken. Die Hälfte des Dills mit Paniermehl, Ei, zwei Esslöffeln Crème fraîche und restlichem Zitronensaft verrühren. Über das Filet geben und im vorgeheizten Backofen (Umluft 180 °C) etwa 15 Minuten backen. Restlichen Dill mit restlicher Crème fraîche verrühren, mit Salz und Pfeffer würzen.

Fisch mit Kartoffeln und Dillsoße servieren.

Nähr-werte	kcal	Eiweiß	Fett	KH	Ballastst.
	725	58 g	28 g	60 g	7 g

Tipps für besondere Bedürfnisse

- Bei Milchunverträglichkeit Crème fraîche gegen Sojacreme austauschen. Für die Dillsoße die Sojacreme einkochen.
- Bei Glutenunverträglichkeit Brösel streichen, dafür 1/4 TL Kartoffelstärke unter die Ei-Crème-fraîche-Mischung rühren.

Alternative mit weniger Kalorien

Statt Crème fraîche Magerquark nehmen.

Forellenfilet mediterran

200 g Forellenfilet · 1 EL Zitronensaft
Salz · Pfeffer · 150 g Cocktailtomaten
1 Bund Basilikum · 10 schwarze Oliven, entsteint
1 EL Olivenöl · 1 TL Oregano, getrocknet
75 g Reis · Alufolie

Backofen auf 200 °C vorheizen. Forellenfilet mit Zitronensaft beträufeln und mit Salz und Pfeffer würzen. Auf die glänzende Seite eines großen Stücks Alufolie legen.

Tomaten waschen und in kleine Viertel schneiden. Basilikum waschen, trockenschwenken und Blätter hacken. Oliven klein schneiden, mit Basilikum, Tomaten und Olivenöl vermengen. Mit Oregano, Salz und Pfeffer kräftig würzen und die Mischung auf den Fisch geben. Fisch sorgfältig in Alufolie einschlagen, so dass keine Flüssigkeit auslaufen kann. Im vorgeheizten Backofen (Umluft 180 °C) etwa 15 Minuten garen.

Reis in 150 ml kochendes Salzwasser geben, zugedeckt bei geringer Hitze etwa 20 Minuten quellen lassen. Fisch nach 15 Minuten aus dem Ofen nehmen, in der Alufolie noch 5 Minuten ziehen lassen und mit dem Reis servieren.

Nähr-werte	kcal	Eiweiß	Fett	KH	Ballastst.
	731	55 g	27 g	64 g	4 g

Alternative mit weniger Kalorien

Das Olivenöl gegen Fischfond (aus dem Glas) austauschen, die Olivenmenge halbieren.

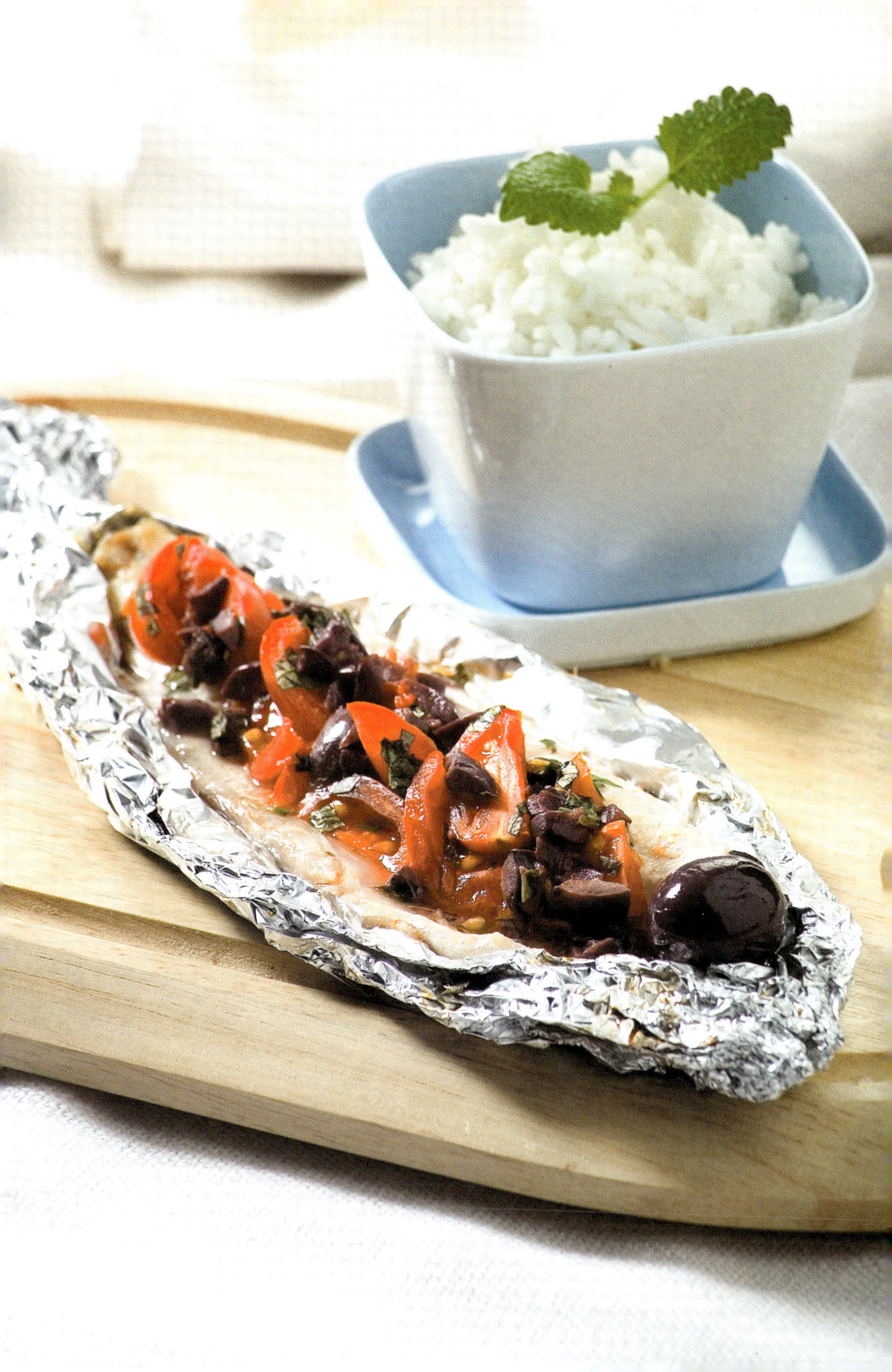

Rotbarschfilet mit Zucchini

75 g Reis · Salz · 1 kleine Zucchini
1 EL Olivenöl · 3 EL Zitronensaft · 1 Bund Dill
20 g Crème fraîche Kräuter · 1 Ei · Salz · Pfeffer
200 g Rotbarschfilet · Fett für die Form

Reis in ca. 150 ml kochendes Salzwasser geben und zugedeckt bei geringer Hitze etwa 20 Minuten quellen lassen. Danach warm stellen.

Zucchini waschen, putzen, in dünne Scheiben schneiden und kurz in Olivenöl und zwei Esslöffel Zitronensaft einlegen. Backofen auf 200 °C vorheizen. Dill waschen, trockenschwenken, große Stiele entfernen und den Dill sehr fein hacken, mit Crème fraîche Kräuter und Ei verrühren, restlichen Zitronensaft zugeben und mit Salz und Pfeffer würzen. Zucchinischeiben aus der Marinade nehmen. Kleine Auflaufform mit der Marinade einfetten und die Zucchinischeiben darin einschichten, Rotbarschfilet darauf legen und alles mit der Soße übergießen. Im vorgeheizten Backofen (Umluft 180 °C) etwa 10 Minuten garen.

Nährwerte	kcal	Eiweiß	Fett	KH	Ballastst.
	770	58 g	32 g	61 g	2 g

Tipp für besondere Bedürfnisse

- Bei Milchunverträglichkeit Crème fraîche Kräuter gegen Sojacreme und gehackte Kräuter austauschen.

Alternative mit weniger Kalorien

Crème fraîche Kräuter durch Frischkäse (5 % Fett) und gehackte Kräuter ersetzen und Zucchini nicht in Öl einlegen.

Hähnchenpfanne mit Gemüse

75 g Reis · 150 ml Gemüsebrühe
50 g Mais (Dose) · 100 g Zuckerschoten
100 g Hähnchenbrust · 1 EL Rapsöl
1 TL Zitronensaft · 1 TL Sojasoße
daumennagelgroßes Stück Ingwer
100 ml Kokoscreme · 100 g Cocktailtomaten
Salz · Pfeffer

Reis in die kochende Brühe geben und zugedeckt bei geringer Hitze etwa 20 Minuten quellen lassen. Mais abtropfen lassen. Zuckerschoten waschen und putzen. Hähnchenbrust in mittelgroße Stücke schneiden, in heißem Öl kräftig anbraten und die Zuckerschoten zugeben. Bei geringer Hitze dünsten und mit Zitronensaft und Sojasoße würzen. Ingwer schälen, klein schneiden und mit Kokoscreme und Mais zugeben. Cocktailtomaten vierteln und hinzufügen, mit Salz und Pfeffer würzen und mit Reis servieren.

Nährwerte	kcal	Eiweiß	Fett	KH	Ballastst.
	777	42 g	30 g	83 g	9 g

Tipp für besondere Bedürfnisse

- Bei Milchunverträglichkeit Sahne durch mehr Kokoscreme ersetzen.

Alternative mit weniger Kalorien

Kokoscreme und Sahne durch 150 g Frischkäse (5 % Fett) ersetzen, der mit etwas Gemüsebrühe verrührt wird.

Hackfleisch-Gemüse-Pfanne

50 g Reis · 150 g Gemüsebrühe
1 Stange Staudensellerie · 1 kleine Paprikaschote
1 EL Olivenöl · 100 g gemischtes Hackfleisch (Faschiertes) · 50 ml Fleischbrühe
1 TL Tomatenmark · 1 TL mildes Currypulver
Salz · Pfeffer · 1/2 Bund Petersilie
100 g Crème fraîche · 200 ml Fruchtsaft

Reis in die kochende Brühe geben und zugedeckt bei geringer Hitze etwa 20 Minuten ausquellen lassen. Sellerie waschen, putzen und in feine Scheiben schneiden. Paprika waschen, von Kernen und weißen Innenhäuten befreien und in kleine Würfel schneiden. Öl in einer großen Pfanne erhitzen, Hackfleisch darin unter Rühren anbraten. Gemüse zugeben, kurz dünsten und mit Brühe ablöschen. Mit Tomatenmark, Currypulver, Salz und Pfeffer würzen und bei geringer Hitze leicht einkochen lassen.

Petersilie waschen, trockenschwenken, Blätter fein hacken und unter die Crème fraîche rühren. Hackfleisch-Gemüse-Pfanne mit Petersiliencreme und Reis servieren. Den Fruchtsaft dazu trinken.

Nährwerte	kcal	Eiweiß	Fett	KH	Ballaststoffe
	994	40 g	58 g	75 g	8 g

Tipp für besondere Bedürfnisse

- Bei Milchunverträglichkeit Crème fraîche weglassen und Petersilie direkt in die Hackfleischpfanne geben.

Alternative mit weniger Kalorien

Crème fraîche gegen Frischkäse (5 % Fett) austauschen.

Forellenfilet mit Kartoffel-Gemüse-Würfel

300 g Kartoffeln · 2 EL Rapsöl
3 Lauchzwiebeln · Salz · Pfeffer
1/2 Bund Dill · 3 EL Crème fraîche
2 EL Vollmilch
1 TL Meerrettich (Kren)
200 g geräuchertes Forellenfilet

Kartoffeln schälen, in kleine Würfel schneiden und in heißem Öl unter ständigem Rühren braten. Lauchzwiebeln waschen, putzen und in sehr feine Streifen schneiden, zu den Kartoffelwürfeln geben und dünsten. Mit Salz und Pfeffer würzen. Dill waschen, trockenschwenken, grobe Stiele entfernen und Dill fein hacken. Mit Crème fraîche, Milch und Meerrettich zu einer Soße rühren, mit Salz und Pfeffer würzen. Die Soße mit den Kartoffeln, Lauchzwiebeln und dem kalten Forellenfilet servieren.

Nährwerte	kcal	Eiweiß	Fett	KH	Ballastst.
	699	56 g	31 g	48 g	8 g

Tipp für besondere Bedürfnisse

- Bei Milchunverträglichkeit Crème fraîche und Vollmilch durch sechs Esslöffel Sojacreme ersetzen.

Alternative mit weniger Kalorien

Crème fraîche und Vollmilch durch 3 EL Frischkäse (5 % Fett) und zwei Esslöffel Magermilch ersetzen.

Lachsgratin mit Brokkoli

300 g Kartoffeln · Salz · 100 g Brokkoli
200 ml Gemüsebrühe · 100 g Erbsen, tiefgekühlt
150 g Lachsfilet · 1 EL Zitronensaft
3 EL Paniermehl (Brösel) · 50 g Crème fraîche
Pfeffer · Fett für die Form

Kartoffeln schälen und in wenig Salzwasser etwa 25 Minuten bei geringer Hitze garen. Backofen auf 200 °C vorheizen.

Brokkoli waschen, putzen, kleine Röschen abschneiden, in der Brühe fünf Minuten kochen, tiefgekühlte Erbsen zugeben und nochmals fünf Minuten bei geringer Hitze garen. In eine gefettete Auflaufform geben.

Lachsfilet mit Zitronensaft beträufeln und auf das Gemüse geben. Paniermehl und Crème fraîche verrühren, eventuell etwas vom Brokkoli-Kochwasser zugeben, mit Salz und Pfeffer würzen, über den Fisch geben und im vorgeheizten Backofen ca. 15 Minuten garen. Dazu Kartoffeln servieren.

Nährwerte	kcal	Eiweiß	Fett	KH	Ballastst.
	883	52 g	37 g	82 g	17 g

Tipp für besondere Bedürfnisse

- Bei Milchunverträglichkeit Crème fraîche und Sahne durch Sojacreme ersetzen.

Alternative mit weniger Kalorien

Crème fraîche durch 100 g Frischkäse (5 % Fett), angerührt mit etwas Gemüsebrühe, ersetzen.

Putengeschnetzeltes mit Reis und Erbsen

75 g Vollkornreis · 200 ml Gemüsebrühe
200 g Erbsen, tiefgekühlt · 1 Zwiebel
3 TL Rapsöl · 50 g Champignons
1/2 Bund Petersilie · 3 EL Crème fraîche
100 g Putenbrust · Mehl · Salz · Pfeffer

Reis in die kochende Brühe geben, bei geringer Hitze zugedeckt ca. 25 Min. quellen lassen. Erbsen in wenig Wasser bei geringer Hitze auftauen lassen. Zwiebel klein schneiden und in 1 TL heißem Öl glasig dünsten. Champignons putzen, mit Küchenpapier abreiben, in Scheiben schneiden und kurz mitdünsten. Petersilie waschen, die Blätter fein hacken. Erbsen mit der Crème fraîche zu den Champignons geben, zugedeckt noch 5 Min. bei geringer Hitze garen und würzen.

Fleisch in Streifen schneiden, in Mehl wälzen, in 2 TL heißem Öl kurz anbraten, mit Salz und Pfeffer würzen und mit dem Gemüse und dem Reis servieren.

Nährwerte	kcal	Eiweiß	Fett	KH	Ballastst.
	812	46 g	32 g	83 g	14 g

Tipps für besondere Bedürfnisse

- Bei Milchunverträglichkeit Crème fraîche durch Sojacreme ersetzen.
- Bei Schluckbeschwerden die Putenbrust durch Hackfleisch ersetzen. Hackfleisch mit der Zwiebel anbraten und das Gericht wie beschrieben zubereiten.

Alternative mit weniger Kalorien

Frischkäse (5 % Fett) statt Crème fraîche. Gemüse und Fleisch in weniger Öl anbraten.

Putentasche mit Ananas-Füllung

1 Zwiebel · 1/2 kleine Ananas · Salz
Pfeffer · 200 g Putenbrust · 2 EL Rapsöl
100 ml Gemüsebrühe · 50 g Bandnudeln
4 EL Kokoscreme · 1 Bund Schnittlauch

Zwiebel in dünne Ringe schneiden. Ananashälfte längs halbieren, von den Ananasvierteln Strunk und Schale abschneiden. Das Fruchtfleisch in Stücke schneiden, zur Zwiebel geben. Mit Salz und Pfeffer würzen.

Putenbrust so tief wie möglich einschneiden, 1/4 der Ananas-Zwiebel-Mischung einfüllen, mit Holzspießchen feststecken. In heißem Öl rundum anbraten. Mit Brühe ablöschen, zugedeckt bei geringer Hitze 15 Min. schmoren. Bandnudeln in reichlich Salzwasser kochen.

Kurz vor Ende der Schmorzeit übrige Ananas-Zwiebel-Mischung mit Kokosmilch zugeben und mitdünsten. Schnittlauch in feine Ringe schneiden. Putentasche und Ananasmischung mit Schnittlauch bestreut servieren.

Nährwerte	kcal	Eiweiß	Fett	KH	Ballastst.
	738	58 g	30 g	58 g	5 g

Tipps für besondere Bedürfnisse

- Bei Glutenunverträglichkeit glutenfreie Nudeln (Reformhaus) verwenden.
- Bei Schluckbeschwerden die Putenbrust in sehr kleine Streifen schneiden, mit der Zwiebel anbraten und mit Gemüse und der Kokosmilch zubereiten. Evtl. kleine Nudelsorte wählen und sehr weich kochen.

Alternative mit weniger Kalorien

Von Kokosmilch und Rapsöl nur die halbe Menge nehmen.

Kartoffel-Püree-Variationen

Weil Kartoffel-Püree für alle ideal ist, die zunehmen möchten, finden Sie hier einfache Variationen, damit Sie diese gesunde Kraftquelle am besten jeden Tag nutzen können. Für all jene, denen das Kartoffelkochen und -stampfen zu lange dauert oder zu viel Energie kostet, sind Fertigprodukte aus der Packung zu empfehlen.

Kartoffelpüree – Grundrezept

250 g mehligkochende Kartoffeln
Salz · 3 EL Sahne · 5 EL Vollmilch · Muskat

Kartoffeln in reichlich Salzwasser etwa 20 Minuten garen.

Sahne mit Milch erhitzen. Kartoffeln schälen und entweder durch eine Kartoffelpresse drücken oder mit einem Kartoffelstampfer zerdrücken. Sahnemilch mit einem Schneebesen kräftig unter die Kartoffeln rühren. Mit Muskat und Salz würzen.

Nährwerte	kcal	Eiweiß	Fett	KH	Ballastst.
	290	7 g	11 g	39 g	6 g

Mediterran

1 EL Tomatenmark, 1 TL Oregano, 2 EL klein geschnittene, entsteinte, schwarze Oliven und eine gepresste Knoblauchzehe unterrühren.

Nährwerte	kcal	Eiweiß	Fett	KH	Ballastst.
	368	8 g	18 g	41 g	7 g

Mit Kräutern

1 Bund Petersilie waschen, trockenschwenken und die Blätter sehr fein hacken. Mit 3 Esslöffeln Pinienkernen im Mörser zerreiben oder im Mixer pürieren, unter das Kartoffelpüree geben. (Wer es sich einfach machen will, rührt Pestosoße aus dem Glas unter.)

Nährwerte	kcal	Eiweiß	Fett	KH	Ballastst.
	463	15 g	26 g	41 g	8 g

Mit Senf

1 TL scharfer Senf und zwei sehr klein geschnittene Gewürzgurken unter das Püree rühren.

Nährwerte	kcal	Eiweiß	Fett	KH	Ballastst.
	299	8 g	11 g	40 g	6 g

Deftig-kräftig

50 g Speck in kleine Würfel schneiden, in einer Pfanne ausbraten und über das Püree geben.

Nährwerte	kcal	Eiweiß	Fett	KH	Ballastst.
	450	15 g	25 g	39 g	6 g

Oranges Kartoffelpüree

Nur 150 g Kartoffeln garen, dafür aber eine Möhre klein schneiden, weich garen und mit den Kartoffeln pürieren. (Sie können auch Möhrenbrei aus dem Glas nehmen.)

Nährwerte	kcal	Eiweiß	Fett	KH	Ballastst.
	243	6 g	11 g	28 g	7 g

Aufbaunahrung für sicheren und schnellen Erfolg auf der Waage

Neben den zahlreichen Rezepten, die dem Körper viele Kalorien liefern und randvoll mit gesunden Vitaminen und Mineralstoffen sind, kann auch die Apotheke weiterhelfen, wenn es darum geht, den Kalorienbedarf mit nährstoffreichen Produkten zu decken. Denn viele Pharmafirmen bieten Fertigprodukte zum Trinken oder zum Anrühren an, die Ihnen genau definierte Nährstoffe liefern. Die Vorläufer der heutigen Trinknahrung wurden für Astronauten konzipiert, die schnell und hocheffizient alle notwendigen Nährstoffe aufnehmen mussten. Heute bedient sich die Medizin dieser Ersatz- oder Zusatznahrung, um die Patienten auf einfache Art und Weise mit einer genau festgelegten Menge an Nährstoffen zu versorgen. Bei der großen Vielfalt dieser Trinknahrung sollten Sie sich vom Arzt oder Apotheker gut beraten lassen, um eine Nährstoffkombination zu wählen, die Ihren medizinischen Bedürfnissen entspricht, seien es Gallenleiden oder Darmbeschwerden, Reizmagen oder Knochenschwund. Der große Vorteil: Bei dieser Nahrung entfällt ein Großteil der Küchenarbeit. Wer will, kann diese Nahrung sogar mit dem Strohhalm direkt aus der Packung zu sich nehmen. Kein Kochen, kein Abwasch! Das macht diese Produkte gerade für kranke und geschwächte Menschen so ideal, die kaum noch Kraft zum Kartoffelschälen haben und nicht lange am Herd stehen wollen. Leider lassen sich allerdings zwei Nachteile auch nicht verleugnen: Solch eine Fertignahrung hat ihren Preis, der von den Krankenkassen in aller Regel nicht erstattet wird. Außerdem befriedigen die zugesetzten Aromen zumindest auf Dauer nicht die Geschmacksnerven, die sich nach Abwechslung sehnen. Nicht selten bleibt schon nach wenigen Tagen der Appetit auf diese Nahrungsergänzung oder Ersatznahrung aus. Doch hier können einige Tricks helfen:

Geschickt einrühren und untermischen

- Verrühren Sie süße Pulver- oder Trinknahrung mit Fruchtsäften, pikante Nahrung mit Gemüsesäften und schon haben Sie einen anderen Geschmack.
- Präparate mit süßen Aromen in Pulverform lassen sich in Milch und wenn nötig genauso gut auch in milchzuckerfreier Milch oder Sojamilch, aber auch in Sahne auflösen, so dass sie in alle süßen Rezepte mit eingebaut werden können, bei denen Sie Milch oder Sahne als Zutat verwenden.
- Rühren Sie die »Astronautenkost« zusammen mit Fertigsuppen an.
- Bereiten Sie ein Kartoffelpüree aus der Packung zu und fügen Sie etwas von der Pulver- oder Trinknahrung bei.
- Kokosmilch aus der Dose, Trinknahrung oder Pulver mit süßem Aroma und ein beliebiger Fruchtsaft schmecken cremig püriert sehr lecker als Cocktail.
- Rühren Sie etwas Fertignahrung mit Quark an. Und sollten Sie unter Milchunverträglichkeit leiden, geben Sie die Fertignahrung je nach Aroma unter ein Avocado- oder Bananenmus.
- Pikant oder neutral gewürzte Pulver lassen sich auch unter Hackfleisch, Pfannkuchenteige oder Aufstriche (siehe Rezepte ab Seite 71) mischen.

Index

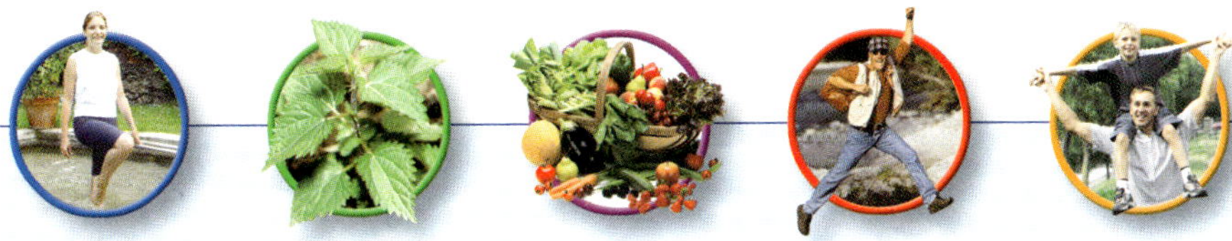

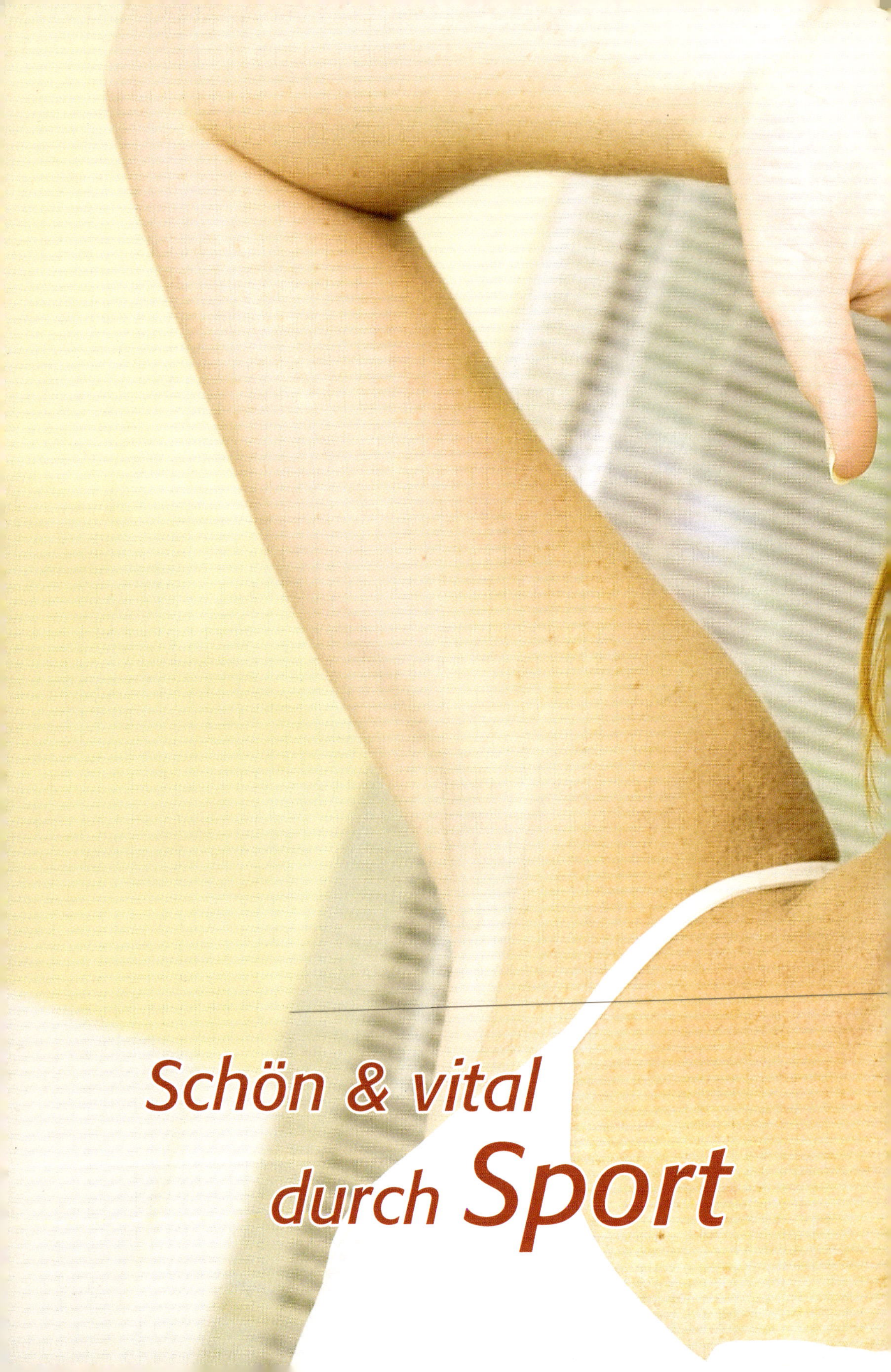

Schön & vital durch Sport